识干家

企業閱讀　學以致用

口腔门诊盈利倍增
精益口腔

杨伟霞　王吉坤　著

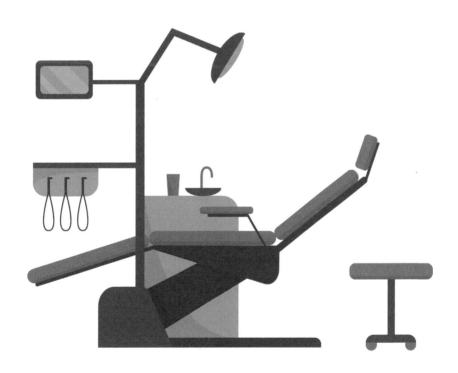

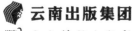

云南出版集团

云南科技出版社

·昆 明·

图书在版编目（CIP）数据

口腔门诊盈利倍增：精益口腔／杨伟霞，王吉坤著
. -- 昆明：云南科技出版社，2021.1
ISBN 978-7-5587-3306-2

Ⅰ.①口… Ⅱ.①杨… ②王… Ⅲ.①口腔科医院－
运营管理 Ⅳ.①R197.5

中国版本图书馆 CIP 数据核字（2021）第011735号

口腔门诊盈利倍增：精益口腔

KOUQIANG MENZHEN YINGLI BEIZENG：JINGYI KOUQIANG

杨伟霞　王吉坤　著

责任编辑：洪丽春
助理编辑：曾　芫
　　　　　张　朝
封面设计：仙　境
责任校对：张舒园
责任印制：蒋丽芬

书　　号：ISBN 978 - 7 - 5587 - 3306 - 2
印　　刷：河北宝昌佳彩印刷有限公司
开　　本：710mm×1000mm　1/16
印　　张：12.75
字　　数：210 千字
版　　次：2021 年 1 月第 1 版
印　　次：2021 年 1 月第 1 次印刷
定　　价：125.00 元

出版发行：云南出版集团公司　云南科技出版社
地　　址：昆明市环城西路 609 号
电　　话：0871－64190889
网　　址：http://www.ynkjph.com/

导　读

随着国家政策的放开，口腔行业的竞争日趋激烈。部分较为先进的医院、口腔企业门诊（以下简称门诊）已经开始进行连锁发展的尝试，但大部分不得要领。总体而言，口腔行业还处于"人治"的初级管理阶段，尤其是那些由口腔专家创办的口腔门诊，更看重技术，轻管理。

口腔门诊亟须一套能系统指导院长、主任进行内部管理体系建设和运营管理的模式。

本书基于醒客堂在口腔行业的管理系统、运营模式研发与一线深度咨询服务的经验总结，运用精益生产管理思想和核心工具，细化、深化出一套符合中国口腔行业现状的精益口腔运营管理系统。

基于上述过程，本书的特色如下：

一、系统实战

本书所提供的系统、方法、工具都是经过口腔门诊批量验证过结果的。

醒客堂是真正为口腔门诊提供保障结果的系统咨询服务的咨询公司。为了能真正帮助口腔门诊，本书提供了醒客堂为客户咨询服务所用的全套系统工具。这些工具相互支撑、缺一不可。只有这些工具共同作用，才能真正解决口腔门诊面临的现实问题。

本书所描述的问题都是口腔门诊的常见问题、核心问题。读者完全可以针对自己的现实情况一一对照，看看自己是否缺失了某些管理过程和工具，才造成了现在的问题。

二、针对性强、无须转化

本书源于丰田精益生产管理系统，但不受制于传统精益系统，而是基于精益思想衍生出一整套符合口腔行业特色的系统。

精益思想来源丰田汽车的实践总结，精益思想要应用于口腔行业，必须针对口腔行业进行科学的调整，验证和设计符合口腔行业的管理工具。本书把核心篇幅都用在转化运用在口腔行业的特色系统管理工具和方法上，读者无须转化，可以直接应用。

本书分三个部分：

第一章、第二章是总论部分。第一章基于口腔行业的盈利状况，提出口腔门诊盈利倍增模式。第二章试图找到可以让口腔门诊盈利倍增模式的落地工具。

第三章至第五章是"精益口腔运营管理系统"具体工具、方法的分享。第三章讲述如何打造"精益接诊流程"，第四章分享了医患沟通的"顾问式服务"模式，第五章分享了医院、门诊每天如何总结服务改善，挖掘患者的潜力等经验。

第六章至第八章解决了"精益口腔运营管理系统"落地的问题。落地是所有读者都极度关心的问题，不能落地，再好的系统也没有价值。

希望读者通过实践本书所介绍的系统工具，迅速提高牙科门诊的运营管理能力和绩效，为下一步的连锁发展打下坚实的基础。

目　录

第一章

口腔门诊的成本分析与盈利模式

现阶段口腔门诊的竞争还不激烈，很多门诊的负责人本身也是医生、专家，所以技术投入时间多，管理投入时间少。如果只开单个门诊，靠自己的接诊能力似乎也能把门诊撑起来，一年下来，收入也不错。但很多人没有细算门诊的盈利状况，更没有考虑在行业走向竞争激烈，甚至到要淘汰很多门诊时怎么办。

成熟的行业告诉我们一个经验：没有提前投入布局，未来就一定会出问题。

本章首先帮助大家分析一下：口腔门诊应该如何分析自己的盈利状况，以及基于这样的盈亏分析，如何设定科学的口腔门诊盈利模式。

第一节　口腔行业成本结构与诊室盈亏分析

一、我们的门诊真的赚钱吗

口腔门诊生存和发展的基础是盈利，所以院长能够运用科学的方法有效地分析门诊的盈利状况是门诊经营和发展的关键。

从我们多年给口腔门诊做咨询的经历来看，绝大多数的院长对于门诊的实际盈利状况评估往往是不准确的。基于这种情况我们有必要帮助大家理清一下：我们该如何运用科学的方法核算盈利状况？我们门诊的实际盈利状况到底是怎样的？我们现在的状况是否达到了我们期望的标准？

（一）双重身份双重收益

首先，我们来看一下如何科学有效地核算门诊的盈利状况。

很多门诊都是由技术型的院长创办的，那么针对这样的情况，院长的盈利其实是分两部分的。因为院长在门诊里有双重身份，第一重身份是老板也就是投资人，既然是投资人就会有一个投资回报的要求，投资人投资是为了赚钱也就是为了盈利；院长本身具有技术，他可能又是本院的专家，所以实际上院长同时具备投资者和医生的双重身份。

从这个角度来讲，一位门诊院长的收入实际上也是双重的：

一是他的投资回报，就是他作为一家门诊的所有者的基本收入；

二是他作为一家门诊的医生的收入，也就是他凭借自己的技术应该获得的收益。

基于这样的假设，如何判断院长投资创办的门诊赚不赚钱呢？

比如一家门诊投资 500 万元，一年的营业额是 800 万元，纯利润 300 万元，在很多门诊院长看来，这算是一个不错的数字，但是我们要进一步分析是否真的算是一个理想的结果。

我们从前面所讲的双重身份的角度出发，首先我们先核算院长作为医生的工资，假如我不在自己的门诊而是到外面其他的门诊去工作，我们能赚多少钱呢？有可能是一年 100 万元或 150 多万元，假设以 150 万元为标准，那么在这种情况下门诊原来一年 300 万元的纯利润，刨除门诊院长个人的技术收益，就只剩下 150 万元的纯利润。此时，再去考虑一下作为投资人，我们创办了一家门诊，一年拿到 150 万元的纯利润到底是高还是低呢？我们的投资到底值不值？这是我们要刨根究底的。

（二）投资回报率——投资收益的衡量指标

投资到底值不值的基本衡量指标是投资回报率。

大家可以这样理解投资回报率的概念，比如一个人投资赚了 100 万元，可能原始投资是 100 万元，也可能是 1000 万元，虽然都赚了 100 万元，但大家都希望在条件允许的情况下只要投 100 万元就能赚 100 万元。

相比较而言，1000万元赚100万元不被大家推崇，因为赚来的100万元还要考虑通货膨胀的因素，其中可能有50万元通货膨胀，某种层面上说就是损失了50万元；还要承担很大的风险，综合起来只赚了50万元是非常不划算的。

通过这个简单的示例，大家就会有一个基本的概念，赚多少钱并不是唯一考量的指标，最重要的是我们要考虑投入了多少钱赚回来这些钱。

还是拿之前的案例来讲，一年800万元的营业额，但是本身我们投入了500万元，刨除院长个人的技术收益，还剩150万元的纯利润。也就是说，800万元的营业额可以获得将近20%的净利润，看起来还是很不错的。如果从投资回报率的角度看就会出现一个状况，一家门诊投资了500万元，一年赚150万元，只有30%的投资回报率，这种情况就不理想了，或者说这只能算是正常的水平。

这就是我们看待一件事情的标准问题，投资回报率就成为一个门诊投资人衡量投资值不值得的一个核心要素。

那么投资回报率该如何核算呢？

根据财务核算标准，投资回报率就是用净利润除以总投资额，我们根据损益表核算净利润，即净利润 = 总营业额 − 成本 − 费用，而总投资额则包括门诊的硬件装修费用、设备投入、租金，以及初始投资期院长给门诊留的流动资金等。

这里要提醒大家养成把门诊的钱和个人的钱分开的习惯，这样有利于准确核算投资回报率，也有利于门诊未来引入相关的分红机制或其他激励制度。

基于以上分析，大家就可以理解实际上投资回报率是衡量现有盈利状况的另一个标准，我们通过对投资回报率的分析来判断投资这个门诊到底赚不赚钱，投资回报率到底是多少，我们的投资才是合适的？我们才是赚钱的呢？

（三）投资回报率的衡量标准

这里也会有一个基本的衡量标准，假设我们投了100万元，那么我们明年又该赚多少钱才合适呢？一般情况下我们会考虑三个方面：

1. 投资风险的回报

风险回报是对我们投资承担风险的补偿，同样的一笔钱可以存入银行，也可以买一些基金或者其他相关的理财产品，可能投资回报率综合起来能达到10%，而且它的风险也很小。既然有这么保险又增值的方式，为什么还要选择承担很大风险去投资做门诊呢？当然，这是因为我们认为投资做门诊的投资回报率会更高。

在考虑投资回报率时，我们首先要考虑风险回报，投入这么多资金，承担这么大的风险，就要有相应的风险回报。

一般而言，投资金额越大，投资的回报率就越低。比如投资了1亿元，可能15%的风险回报就行了。如果投资1000万元，可能就要20%甚至25%的风险回报，投资500万元可能获得的风险回报更高。这里我们建议以20%为一个基本的风险回报标准，这是我们说的第一个基础性成果，我们要有一个投资回报率的基本要求。

2. 通货膨胀的因素

通常手里的钱会贬值，比如买房子，随着时间的推移，同等资金的购买力越来越差，可能15年前我们可以在某个二线城市买一套房子，那个时候的价格也许是一两千元一平方米，可我们现在去买变成了一两万元一平方米了，这意味着什么呢？原来我可以买100平方米的房子，但是现在变成了10平方米。

大家认知的通货膨胀的损耗可能是每年6%左右，但是随着时间的推移，经济增长的比例也会变，总体来说是5～10之间的数值，所以基于这种情况我们在考虑投资回报率的时候还要考虑通货膨胀的基本回报。

3. 院长的企业家价值

院长扮演着口腔门诊的董事长和总经理的身份，也就是说，还有一个经营者的身份，兼具投资人、经营者和管理者角色于一身。

我们假设现在院长因为一些原因不想管理口腔门诊的经营了，需要从外部聘请其他人来管理，替自己分担经营管理的工作压力，保证门诊的收入，就要给聘请的这个人一些股份或分红之类的激励，比如分红激励一般在10%～15%甚至更高，而这部分因聘请高层管理者的支出费用或利益就是企业家价值的体现。这是我们在考虑投资回报率时要考虑的第三个层面，即企业家价值。

我们把这三个方面叠加到一起就是一个经营性的投资人正常的投资回报率要求。一般情况下，百万级投资的基本投资回报要求应该在30%以上，这是下限，也就是不能低于这个标准。从这个层面上来讲，一个门诊的投资回报率低于30%，这个投资是很不划算的。

（四）门诊利润与投资收益

要想清楚地核算投资回报率，院长们首先要算清楚门诊的利润。

很多门诊院长在核算利润时存在一些误区：比如装修的成本不是按年折算的，设备的折旧也不是按相关年限折算的，这样核算下来就是不准确的。我们把这些都按照科学规范的财务方式进行核算，形成一个损益表，最终算出纯利润，然后再和门诊总体的投资额来做比较算出投资回报率，这样才能判定出盈亏。

无论是赚了还是亏了，分析盈亏不是我们的最终目标，我们的最终目标是解决盈亏的问题，是为了提高盈利能力、投资回报率。

二、客流成本——口腔行业投资回报率问题的根源

有效地核算盈亏，让院长了解门诊的真实经营结果；通过有效的分析，院长还要了解门诊盈亏的根源，并设计合适的方式进行改善，以提高投资回报率。

为了实现目标，各位院长还需要基于经营的角度重新梳理门诊的利润来源和结构，这样才能真正抓住重点问题进行改善。这就需要我们站在患者的角度核算门诊的成本，来分析有哪些成本是患者不愿意接受的，有哪些收益是我们没有充分的投入，导致给患者的利益是不足的。

（一）站在患者的角度看门诊成本结构

患者来门诊就诊时，他的内心是有一个评估标准的。患者会想到这个门诊花钱购买这样的治疗服务到底值不值？为什么要在这个门诊就诊而不到其他门诊就诊呢？

也就是患者关注的性价比问题，所谓的性价比就是在一家技术服务都很好的门诊，享受到了最优的治疗服务，而所花费的费用是这个服务水平中最低的。

实际上，站在门诊盈亏平衡的角度说，可以把门诊的成本分为可变成本和固定成本两部分。所谓可变成本，就是随着门诊业绩的增长按同比增长的费用，比如医生因接诊业绩上升而产生的浮动奖金，门诊因就诊患者数量增加而增加的检查耗材损耗等。从这里我们可以看到，可变成本其实是随着整个营业额同比增加的，这种可变的成本其实站在患者的角度是没有任何问题的，因为患者请这位医生诊疗治病，支付他相应的费用是没问题的，患者消耗了检查器械物料并承担一定的费用也是认可的。

那么患者不太容易认可的是什么呢？是固定成本，比如租金、设备折旧、医护人员的工资底薪等。这些成本，即使门诊没有创造一分钱的业绩收益，也照样要支出的费用，也就是这个门诊的固定费用。每一个患者都希望自己所分担的固定费用少一点，这样自己承担的费用就会便宜一点，患者就会觉得在这个门诊花这笔钱治疗的性价比是高的。

所以，门诊的固定成本摊薄，对于每一个患者来说，要承担的价格相对低一点，比如整个门诊一个月的营业额 50 万元，固定费用 30 万元，固定费用占比 60%。同样还是 30 万元的固定费用，而营业额增长到了 100 万元，那么固定费用占比就变成了 30%，这样下来原本的 30% 就可以拿出一部分用来降价以吸引更多的患者，其余部分就转化成了门诊的利润。

从这个角度看，我们想办法降低固定成本是患者乐于见到的，也是我们乐于实现的，那么我们能不能降低呢？其实大家都知道很难降低，为什么很难降低呢？

（二）门诊的核心成本——客流成本

我们发现，必须在一个地理位置比较好的地方租一个场所来创建门诊，也必须要有好的装修、先进的设备，这些都是不能降低标准的，因此这里就会有一个矛盾冲突，患者希望我们降低而我们又没法降低，我们都知道这个成本是必需的，怎么办呢？

换个角度看，我们可以从客流的角度分析这个成本，看看为什么这个费用不能降低。

为什么不能把门诊的租金降低呢？比如我们在现在的位置租一个 200 平方米的场所的价格，在偏远地区可能租 1000 平方米，但是大家都知道我们不可能到那儿去租，为什么呢？因为那些地方的客户太少了，患者流不足以支撑门诊的盈利标准。

此时，大家就会明白一个问题，虽然我们可以节省租金成本，但是没有相应的客流的时候，这笔钱是白花的。换个角度理解，前期的固定成本没办法降低，是因为我们必须要用这个固定成本购买现在的客流，这是一个核心观念。也就是说，我们为什么选择那么好的地址、那么高的租金去开一家门诊呢？因为那个地方有很好的客流，患者到那儿就诊很方便。

同理，我们为什么要购买这么多优质的设备，引进好的新技术呢？因为我们可以给患者提供最好的服务，然后吸引患者来这里就诊。此时，大家就会发现原来所有的硬件固定资产投资都是为了吸引患者而付出的，门诊的很多固定成本投入其实都是为了进行相应的患者流的吸引，当然也会包括最直接的引流成本，比如每年需要固定花费 50 万元做广告。其实，最终引来多少客流不重要，这是每年固定的花费，我们当然希望引流越多越好，这种情况下我们会看到什么呢？我们所花的所有固定费用都是为了吸引患者，为了能够引流。

今天门诊的核心费用支出已经转变成患者引流支出，不再是过去想象的固定租金等，这些固定的投资也是一种引流的投资，在这个意义上我们就要探讨一下哪些固定成本都是用来引流的。

（三）客流成本的核算模式

既然引流的成本是门诊的核心成本，我们就必须知道客流成本的核算方式，从而清楚每位患者引流的成本是多少，有没有从每位患者身上赚取利润，把这个成本拿回来。

核算的方法其实很简单，就是门诊每个月用于引流的固定成本加上引流的相关费用，去除以当月的新客流量，就是为了吸引一个患者的平均费用，这些固定成本中包含每个月的房屋租金、装修折旧、设备折旧、医护人员的底薪，而费用包含实际引流花费的营销费用。

例如：这个月成本和费用一共 100 万元，一共获取了 1000 个新患者，那么分摊到每一位新患者身上的费用就是 1000 元，如果治疗一个患者的创收没有完成 1000 元，相当于我们是赔钱的。因此，我们获客的成本是极高的，需要关注的如何留下每位患者，能够持续地把钱赚回来。

这就是客流成本的核算模式，院长可以根据门诊的数据来核算一下整个门诊分摊到每个客流的成本到底是多少，而我们又通过这些客流赚了多少钱，有多少客流达到了盈亏平衡点，又有多少客流是被白白浪费掉的。

三、诊室盈亏核算

怎么才能让引流费用发挥最大价值，从而取得相对理想的结果呢？我们的目标是让引流费用最有价值。门诊引流之后会把这些流量分给每一个诊室。各个诊室是否有效地挖掘门诊耗费巨大的成本吸引来的患者的需求，创造出最大的价值，就是门诊成本高低的分水岭。

客流来到门诊后会进行医生的分配，如果不是患者指定医生的情况，大多数门诊采用的都是轮诊制，也就是医生轮流接诊，客流基本会平均分配给每一位医生，患者也是相对比较随机的。所以，理论上各个诊室创造业绩的概率是均等的。

但是我们会看到不同的医生为门诊创造的价值是不同的。我们做过统计，优秀的医生和普通的医生的业绩一般会相差 3~5 倍，甚至更多。我们遇到过 10 倍差异的情况，问题的关键在于，这些为门诊创造 10 倍业绩的医生并没有比其他医生接待更多的新患者，相当于门诊赋予所有医生的客流成本投入基本是相同的，但是产出却存在极大的差异，投入产出比的差异是很大的，有些医生拿着门诊的客流成本创造了很大的收益，有些医生拿着门诊的客流成本在赔钱。

我们可以以诊室为单位来计算盈亏平衡点，目的是清楚到底哪些医生在赚钱，哪些医生在亏钱，通过诊室每月创造的业绩减去之前提到的固定成本支出，再减去项目产生的费用及医护人员的提成，就可以看到这个诊室是亏了还是赚了，再分析哪个医生赚得多，哪个医生赚得少。这里我们用到的工具就是诊室盈亏分析表，如表 1 - 1 所示。

表 1 - 1　诊室盈亏分析表

项目			金额/数量
销售费用	广告/推广		
管理费用	房屋租金		
	设备折旧	设备总投资	
		设备使用周期（月）	
		设备折旧费	
	装修折旧	装修费用	
		使用周期（月）	
		装修月折旧费	
	人员费用	底薪总和	
		福利保险	
		培训费（月均）	
财务费用	利息支出		
	固定税收		
其他			
费用合计			
患者流量（月均）			
单客引流成本			
医生流量			
月均医生接诊量			
月均单医生引流成本			
毛利率			
单医生盈亏平衡点			

注：设备折旧费 = 设备总投资/设备使用周期
　　装修折旧费 = 装修费用/使用周期
　　单客引流成本 = 费用合计/患者流量
　　月均医生接珍量 = 患者流量/医生数量
　　月均医生引流成本 = 单客引流成本 X 月均医生接诊量
　　单医生盈亏平衡点 = 月均单医生引流成本/毛利率

四、诊室盈亏不均的危害

很多院长对于诊室的盈亏不均衡习以为常，虽然没有经过精确地核算，但心里大概了解不同诊室的盈亏状况。事实上，不同诊室的盈亏不同，对门诊的危害是巨大的。经过多年与门诊打交道的经营，醒客堂总结了以下三方面核心的危害：

（一）隐形利润损失大

通过对每个诊室的核算可以发现，诊室与诊室的盈亏差异是巨大的。

如果门诊的每个诊室都能达到最优秀诊室的营业额，那么整个门诊的营业额将是一个巨幅的增长。也就是说，门诊现在面临的最大问题是巨大的隐形利润损失，这些能力较弱的医生，由于没有相对满意的产出，他们通过浪费客流无形中把纯利润损失掉了，相当于我们该赚的钱没有赚到。

事实上，这部分隐形利润损失是门诊通过科学的管理可以避免，也必须避免的！

（二）销冠医生管控难

相比利润的损失，更严重的是人的问题。如果在一家门诊中，这个销售冠军是院长自己还好，如果是院长以外的人，就会出现难以管控的问题，因为他的业绩比别人好太多了，整个诊室甚至门诊的业绩有一半以上都是这个医生创造的，他会非常自豪甚至是有点骄傲，因为门诊对他是有依赖的。

销冠医生因此有了和门诊对抗的筹码，他有可能会破坏一些规矩，我们也不敢管得太严，怕他离开。为了留住他，可能私下还会给他多分一些钱，在这种情况下门诊是没有话语权的。

如果仅仅是一位医生破坏一些规矩，对门诊还没有大的影响。但其他人也能看到，大家就会效仿，跟风破坏规则，让门诊失去管控能力，这对门诊就是危险的。

（三）门诊发展达到瓶颈

如果一家门诊有一两个能人，也许看起来生存得不错，但是如果依赖这些能人，门诊的发展将会遇到无法突破的瓶颈。

我们都知道口腔行业的市场需求是非常大的，机会也比较多，意味着如果我们能够复制出更多的门诊，未来的投资回报率是很高的。但是如果没有人才，就无法确保新开门诊的盈利能力。

人才是可遇不可求的，而且不是自己培养的人才是不可控的。院长可以管控的范围其实不大，特别是技术型的院长，两家门诊基本就是极限了，三家门诊有可能还需要夫妻配合管理，因此，销冠牙医成了制约我们发展的关键性因素。

如何打造可复制的门诊盈利能力，突破现有的发展瓶颈，从而达成一个理想的盈利状况，我们下一节来探讨。

第二节　口腔门诊盈利倍增模式

一、客流利用率——口腔行业盈亏分水岭

基于口腔行业的现实状况，门诊利用客流创造价值的能力将成为盈亏的核心。

在大量实地调研和项目开展的过程中，我们发现很多医生并没有真正挖掘出客流的价值，由此我们花大成本换来的客流，结果在医生手里没有成交就流失了，而且很多患者从门诊离开之后，以后并不想再来这个门诊，这样就会导致客流成本无形加大。

为了实现成本和收益的均衡，有些客流流失了，我们就要从其他客流身上弥补回来，这样就造成患者不满意。因为站在患者的角度，要为那些没有成交的患者买单，也就是在承担着其他由于医生没有挖掘需求成交而产生的成本。

能够最大化提高客流的利用率和转化率，是降低客流成本的核心策略。

（一）一位销冠牙医引发的思考

提高客流利用率，让每一个来到口腔门诊的患者都能够得到有效的治疗，而且愿意长期在这个门诊就诊。之所以得出这样的结论，是基于口腔行业服务经验验证的。大家可以通过下面的案例体会一下。

这是我们之前服务过的一个客户案例，刚刚进驻这家口腔门诊时，发现这家口腔门诊有一位销冠医生，他的能力非常突出，而且不占用门诊的新患者资源。

他的业绩占到门诊总业绩的一半以上，而他这么高的业绩也并不是因

为门诊在患者资源分配方面对他有倾斜，因为他的患者已经足够他正常接诊，患者都要预约排队，有些患者为了在他那里就诊，要等待半个月甚至一个月。对于患者来说，能够在他那里就诊是一件很难得的事情。

这也引起了我们的重视，深入研究了这个医生的特质，然后用我们的方法论对他进行了一个加持，给他一个科学的诊疗流程，同时教他一些更深度地挖掘患者需求的方法。经过一段时间的努力，他的单月业绩突破了100万元。这是一个无论放到哪里都非常了不起的数字。

我们把这个过程做了梳理，然后形成了一个可复制的模式。

回顾整个过程，我们在两个方面做出了努力：一方面是这个牙医本身就特别擅长挖掘患者的需求，而我们又在此基础上给他一些支持。

醒客堂有一套自己的医患沟通模式，这套医患沟通模式在很多专科门诊都得到验证，是非常有效的，也适用于口腔门诊。经过辅导，他完全掌握了这套模式，并认真地执行这种与患者的沟通模式。这使他的业绩又得到了提升，他认为这种医患沟通模式能极大化地挖掘患者的价值，于是更加彻底地执行。

另一方面我们发现这位医生的患者量实在太大了，即使他已经做出了努力，还是忙不过来。

比如他在对医助进行训练的时候，首先会让医助在牙椅上躺20分钟，然后一直张着嘴，这种情况下医助对患者治疗过程的体验就有了真实的感受，然后他告诉医助患者躺在牙椅上，其实是很痛苦的，如果想让患者舒服，就需要尽最大努力在最短时间内帮患者治疗完。他非常精确地训练医助和他的配合工作，医助的工作安排可以精确到秒。也就是说，每个动作势必要在多少秒内完成，也不允许出现因为前期准备不充分还要重新去找诊疗工具而耽误时间的情况。到了这个程度，大家认为他很难有提升的空间了，因为他的时间利用几乎是最大化的，医助的配合效率也是极其高效的。

我们经过分析，发现这位医生每次要做很多并非他亲自做的工作，比如取模、带临时牙、写病历及其他日常杂事。

我们针对后勤协助工作做了调整，又给他配了一个诊室，增加了一个医助，把很多不是必须由医生亲自做的工作都拆分给了医助，比如患者的前期沟通，包含基本的信息了解、给患者做一些基础的心理疏导、跟患者确认一次性用具等。

医助把收集到的信息进行整理之后交给医生，极大地提高了医生的时间利用率，经过两个诊室的分流，他的接诊量提高了40%以上。然后利用原有的患者群进行推广裂变，他的接诊能力基本上是满负荷的状况。

经过这样的两个改变以后，既能够在患者的需求方面做深度的挖掘，又能够极大地增加他的接诊量，提高了这位医生的客单价和成交量。基于这样的提升，他的业绩跟我们没有去做咨询之前有了质的飞跃，提高140%多，接近原来的2.5倍。

其实，这并不是一个独有或偶然的现象，这是有规律的。这个规律成为口腔门诊提高客流利用率的核心原则。

（二）提高客流利用率的核心原则

我们在整个操作过程中用的一个策略就是通过流程的优化和医患沟通模式的改善，实现了用最小的投入创造最大的产出。

首先，我们解决了产出的问题，就是挖掘患者的终身价值，并且能够形成患者群裂变。案例中的销冠牙医本身也具备患者群裂变的能力，所以我们认为如果能够让所有的医生都学会深度挖掘患者的终身价值，同时具备打造自己的忠实患者群的能力，就能够创造出最大的产出。

深度挖掘每一位患者的价值，能够让患者在高满意度的情况下实现高就诊率、高客单价和高连带率。在患者高度满意的情况下，也会愿意把自己的亲朋好友介绍到这里来就诊，从而形成滚雪球式的患者裂变过程，也就实现了最大化产出。

其次，解决了投入的问题。医生的时间是门诊最核心的价值来源，能够用最少的时间，为患者创造最大的价值是门诊盈利的基础。

从上述案例来看，通过将一部分非核心工作拆分出去的做法，让医生把时间聚焦于最能为患者创造价值的工作内容上。这样无疑提升了医生的工作效率，增加了医生的总体价值。换个角度理解，就是在不影响诊疗质量和效果的情况下降低单个患者的医生投入时间，实现了投入的最小化。

接下来，我们针对这两个原则进行深入分析。

二、打造高度忠诚的患者群裂变模式

医护人员深度挖掘患者的终身价值，打造忠诚患者群裂变模式，这样的结论大家很容易理解和接受。但绝大多数院长还没能把这个问题放到建院原则的高度去投入。我们为什么强调要把这一原则放到建院原则的高度去投入呢？我们首先来看一下老患者的核心价值。

（一）老患者的核心价值

相比老患者，新患者的引入、就诊和维护的成本非常高。

从患者的角度说，每次到门诊就诊的时候，内心是紧张焦虑的，身体忍受着病痛。当我有时间而又很放松的时候，可能会去旅行、会去逛街等，但几乎不可能因为闲着没事去门诊逛逛，其实也就说明绝大多数的患者走进口腔门诊都是因为他有真正的需求，他期望能够解决一些问题，能够缓解他的病痛。

在这种情况下，他必然有一种审视的心理，可以从三个方面分析，第一，他会审视这个门诊到底专不专业，能不能治好病；第二，这个门诊的服务水平怎么样，能不能让人们很舒服地治好病；第三，在我很舒服地治好病的情况下到底要花多少钱，花这笔钱到底值不值得，这个门诊会不会坑骗自己。

实际上，这是患者基本的思考，所以患者的这种审视和防范心理也是需要解决的一个核心问题，也就是要先消除患者的审视和防范心理。

我们要花大量的时间、精力塑造医生的价值，通过医生与患者沟通让患者觉得这个门诊很靠谱、很专业，然后这个门诊的医生非常贴心，能够站在患者的角度去考虑，而且这个门诊给出的方案也在患者的预算范围内。这里我们就会发现门诊有很多时间、精力并不是真的去直接为患者创造价值，而是在打消患者的疑虑和防范心理。其实，这时候我们会看到新患者，他本身就诊率就低，而且就诊的客单价也相对很难提高。

我们认为最理想的患者群是老患者或者是转介绍的患者，因为医生对门诊本身是重视认可的，是没有审视心理的，这种情况下他就不需要前面那些情绪安抚和打消疑虑了，我们就不需要花一些时间。对于老患者，他的就诊率也是高的，也容易出高客单价。因为他对我们是认可的，他相信我们，我们为他设计一些方案的时候，不是为了刻意提高客单价，而是为了帮他最大化地解决问题，让他的总成本最小化，我们认为这是一个双赢的结果，也说明老患者才是核心目标群体。

他的就诊成交率和客单价比较高，同时也要特别注意老患者的复诊率和转介绍。

第一，因为他既然成了我们的老患者，他对我们是信任的，只要我们在就诊过程中不犯错误，不去伤害他，不去欺骗他，他会一直是我们的老患者。大家知道从患者的角度来说，每个人得牙病的概率都很高，几乎每个人的牙齿都会有一个从好到坏的变化过程，甚至很多人到最后的时候很多牙都已经是修复过或者是种植牙了。

老患者的潜力是巨大的，我们千万不要局限于这一次给他治了一颗牙，事实上这个老患者的满口牙齿都可能是有需求的，可能现在有需求，也可能未来有需求，所以复诊的潜力是巨大的，是现在就诊次数的 N 次方。

第二，老患者有非常好的转介绍能力，因为牙病不像其他的病。有数据调查显示，超过 90% 的人都有一种或几种牙病，所以，这在一定程度上说明了我们身边的每个人注定就是一个患者，这种情况下就完全可以用一个有效的方式让患者认可我们，然后愿意把自己的朋友、亲人带到这里就诊。

患者都知道牙医是一个专业度要求非常高的职业，如果从患者角度说，换一个牙医的成本很高，所以大家都希望能够找到一个靠谱的牙医给自己持续诊疗。这种情况下，那就存在一个老患者转介绍的价值，所以我们要解决的一个问题就是如何把老患者这个核心价值挖掘到极致。

（二）深度挖掘患者终身价值

首先要挖掘患者的终身价值，也就是如何让患者持续在这个门诊治疗，以及为患者提供高满意度，甚至是令他感到惊喜的服务。

这个惊喜服务并不是某一个医生的行为，而是从医生到医助，甚至包括前台、客服等所有面对患者的部门，也包括卫生环境、消毒措施等支持部门的共同努力，最终让患者得到非常满意、舒适的治疗体验。只有这样，才能挖掘出患者的终身价值，让患者来门诊就实现高客单价、高连带率，下次还会再这样持续下去，医护间形成紧密的链接，让这个患者成为医生的忠实粉丝，这是我们深度挖掘患者价值的一个基本方向。

这个方向的要求并不是说只有一位医生能做到，是门诊的每一位医生都必须做到。这就要求门诊内部有一套科学完整的系统，让每一位医生都具备深度挖掘患者终身价值的能力，这就是深度挖掘患者终身价值的方向。

（三）打造患者群裂变循环

除了挖掘每位患者的终身价值，还要把患者群的裂变做好。

就像我们前面讲的，90%以上的人都患有牙病，这也注定了每个人都需要牙医的治疗。每位患者都有亲朋好友，这些亲朋好友注定也需要诊疗。在这种情况下，患者的病痛在我们这里诊疗好了，而且让他觉得满意，他就会把自己亲朋好友介绍过来。尤其是这个医生他已经验证过了，当他的亲朋好友再过来治疗的时候就不需要重新去验证了，也就让他的亲朋好友得到了更好更舒适的诊疗体验。

假如能够达到这样的程度，每一位医生都可以形成自己的患者群体，在每一位医生都有一个自己裂变的患者群的条件下，就会得到一个我们认为比较理想的结果。也就是说，这个医生可能不太需要门诊花费大量的引流成本来为他引流，也不需要门诊为他做大量的努力维护患者群，他凭借个人的能力就可以把患者群做好。

这些方法、工具是门诊教给他的，医生不能够离开门诊独立运作，这个医生就可以长期在这个门诊工作，带着自己的患者群不断裂变，这样患者能够持续地忠诚于医生，也能够忠诚于门诊。所以，我们需要这样模式去实现这个系统，从而实现最大化的产出，能够有某种较高程度的患者群裂变模式。

三、用最小投入获得最大产出

用最小的投入获得最大的产出是提高客流利用率的核心原则。我们要探讨最小投入的问题，首先要强调一点，从医生角度最大的成本就是时间，也就是如何让医生的时间效率最大化是最关键问题。

经营门诊的人都知道，医护人员的成本是口腔门诊的最大成本之一。我们在前面讨论过，固定成本的大头是引流成本，而可变成本可以分为两大部分：一部分是耗材成本，例如植体、药品、一次性器具等耗材成本；另一部分就是医护的人员成本，很多门诊这部分的成本占了总成本的20%，甚至更多。积极看待成本的方式是把这种成本投入的价值发挥到最大。如果能把医护人员的价值发挥到最大，这种成本的投入就是有价值的。

（一）多诊室接诊，让医护人员效率最大化

如何才能使医护人员的效率最大化呢？解决这个问题最好的方式就是多诊室接诊模式，也就是一位医生配几个医助，同时处理接诊前的一些准备工作和后期的服务工作，让医生只关注最核心的工作环节，这样做有两个好处。

一是在患者和门诊内部能够突显医生的价值，相比单医助的医生，医助越多，说明医生的专业度和处理问题的能力越强，医生的时间效率和单位价值被最大化了。

二是能够最大化地发挥医助的岗位价值，很多口腔门诊的医助其实并不能发挥自身的价值，只是做一些纯辅助性的基础操作，如果采用多诊室接诊模式，那么医助不仅需要承担主要的医患沟通和基础性的诊疗服务，还需要承担诊疗后患者关系管理的工作。

医助通过医患沟通跟患者有了更紧密的关系，并且树立了一定的专业性，因此，医助可以通过与患者的关系来推动患者进行裂变，效果更好。如果让医生做后期患者的裂变工作，医生的身份就被拉低了，医生主要突出技术上的专业性，因此精力放在诊疗上，想着怎么把病治好，并且单位时间内治疗更多的患者，而我们把医患沟通的核心工具都给了医助，让医

助真正推动患者持续裂变，这样医生和医助的工作效率都得到了最大化提升。

我们给一家眼科门诊做咨询的时候，这家眼科门诊的院长经常去美国，一年中有一半时间是在美国生活。他关注了美国的眼科医生的诊疗模式，比如一位眼科疾病患者到门诊就诊，他不需要把所有的信息跟医生沟通，有什么症状、如何去做检查及之后的治疗方案是什么，患者可以通过一部iPad看到。也就是说，患者的信息跟医生的信息几乎是同步的。在这种情况下，医生不需要花费大量的时间去跟这个患者沟通治疗检查的过程，医生的工作就变得精准高效，可以直接跟患者确定治疗方案，然后直接实施治疗方案。

这位院长也给我们提供了一个数据，他了解到美国的眼科医生一年做手术的数量是他的门诊同等水平医生的三四倍，从而这个医生本身的价值就提高了，因为他做手术也直接影响他的收入，同时门诊的业绩也提高了，其实这就是使医生的时间效率最大化带来的一个成本控制的方法。

从这个角度说，我们认为用最小的成本投入创造最大的产出，最核心的并不是让我们去考虑降低患者的消费层次，或者是把给患者的服务简化，而是我们如何让医生时间最高效地利用，包括医助的时间也要高效地利用。只有在这种情况下，才能提高客流利用率。

（二）多诊室接诊模式下的分工

医生在这种模式下的工作内容其实是比较聚焦的，医生主要做的工作就是与患者进行方案确认和方案中核心环节的操作实施。

而医助的工作包含前期与患者基本的沟通，塑造医生的价值，帮助患者做一些基本的准备，接下来针对患者的病情主诉、基本信息等做分析和梳理，然后给患者做一些检查，让医生面对患者的时候已经对患者有了充分的了解。当然，我们要求医助是符合执业标准的，应该具备相应的执业资格。

这时候，患者的情绪应该是平稳的，对医生的治疗是有所期待的，医生通过专业的沟通，帮助患者针对性地设计治疗方案，由医生带着医助去实施这套方案，在核心的检查和治疗环节结束后，一些类似取模、带临时牙、填写病例等基础性的工作都可以由医助来完成，医生只需要在病历上签字确认即可。

在诊疗后期，医助需要对患者关系进行管理，保证患者有问题的时候第一时间会想到我们的门诊，并且在这个过程中对医生进行持续地塑造，从而为患者的复诊和转介绍打好基础。

利用这种模式，我们可以最大化地利用现有客流把患者的潜力挖掘到极致，同时医生和医助的效率也达到极致，一个医生同时负责两个诊室其实是没有问题的，优秀的医生可以同时负责三个诊室甚至更多，效率高了，接待的患者数量就增加了，医生为门诊创造的价值最大化，门诊的盈利能力得到提升。在我们服务过的客户里，盈利能力提高2~3倍的成功案例也是有的。

接下来，我们就需要找到一种科学的模式把这个系统落地，从而真正提升盈利能力，至于如何落地，经过我们的实践、梳理和筛选，最终选择了精益接诊模式，通过一个系统工具包来落地多诊室接诊模式，在下一个章节里跟大家分享如何用精益接诊模式去落地一个盈利能力倍增的模式。

第二章

盈利倍增的抓手：精益管理

无论是基于对盈利能力的要求还是对未来发展的预期，口腔门诊的管理系统建设都是势在必行的，行业还处在发展的初期，还在给我们机会，也就意味着现在就是最好的时机，现在能抓住时机把管理系统建起来，打好基础，才能在行业进入激烈竞争的时候从容面对，脱颖而出，要知道竞争从来不是从对战时开始的。

第一节　口腔门诊盈利倍增的模式用什么来落地

大多数院长对于口腔门诊盈利倍增的模式都能认可，同时，多数院长也会有一个担心：这样的模式怎么落地？

很多院长在接触本书之前也接受过各种学习，听到过各种模式、系统，无论是在外面学习回院里落地还是把老师请进院里讲课，都没有得到理想的结果。经过各种努力，不仅投入了大量的时间、金钱，还把院里的医护人员折腾了一圈，产生了各种抱怨，却得不到实质性的改善。

落地难，绝对是各位院长的共识！

一、只有管理系统才能让门诊新模式有效落地

通过多年的咨询落地经验，醒客堂确定只有通过建设科学的管理系

统，才能真正帮助门诊把模式有效落地。

为什么总结出这个结论呢？我们从改革的根本原理进行分析。

（一）改革落地的最大敌人是人性的负能量

改革的过程实质上是改变医护人员工作模式的过程！

院里医护人员原来的工作模式是不科学的，所以损失了很多盈利的机会。要想增强门诊的盈利能力，就必须改变医护人员原有的工作模式。

"江山易改，本性难移。"改善门诊盈利能力的过程就是要把那个难移的本性彻底移除：让全体医护人员都能把理想的标准执行到位，而不是习惯怎么做就怎么做！

毫无疑问，多数医护人员是不愿意做出这样的改变的，因为平时大家习惯了现有的工作模式，按已经习惯的模式工作不需要思考，没有压力！但要按门诊要求的方式工作，就要严格要求自己，不断地改善自己。

要想让每个医护人员都能持续改善自己，方法只有一个：控制人性的负能量、弘扬人性的正能量。

人的本性是趋利避害，一小部分人通过努力，看到长远的未来，主动要求自己不断学习、不断成长，因为这些人认识到只有努力才能得到长远利益。大部分人没有看到长远的未来，因此，对自己的要求不严格，不愿意学习成长，逃避责任和压力。大部分普通医护人员都是后者！

很多院长对此并不认同，经常跟我探讨："老师，我们就不能找一些有目标、有理想，严格要求自己，主动学习的人吗？"可以找到，但永远都是少数，而且这样的医护人员到哪里都是核心骨干，每个门诊都很重视，这样的人轻易不会离开原门诊，为什么要到咱们的门诊？即使来了，如何保证这样的人将来不自己创业？今天的院长不也大部分都给别人打过工吗？

所以，千万不要寄希望于找到优秀的人才来发展自己的门诊，找到是幸运，找不到才是常态，况且找到了也未必能控制。做门诊还是要靠一大批普通人！门诊能做的就是控制这些普通人人性负面的因素，努力发扬其人性的正能量。

这和教育孩子吃饭的道理差不多。很多小孩子贪玩不愿意吃饭，家长左喊一遍右喊一遍，甚至一些老人还端着饭碗追着孩子跑。专家就给出建议，大人吃饭时只喊孩子一遍，如果孩子不来，大人就把饭全吃掉，孩子饿的时候要吃的，就告诉他吃饭的时候喊他了，现在已经过了吃饭的时间，没有吃的了。孩子必然哭闹，就表示同情和理解，但是爱莫能助。等到下次再喊孩子吃饭时，他就会马上过来吃饭了，因为他知道如果不来吃饭，真的没得吃了。

这就是对人性负面因素的控制！

控制住人性负面的因素，还要努力发扬人性的正能量。这时候，榜样的力量就出现了。门诊需要什么样的人才，就把这样的人才定义为榜样，让大家去学习他，做到了就给予相应的奖励和认可，让每个人都愿意做到榜样的标准。

在这方面，法家有着非常精辟的论述，翻译过来可以这样理解：管理人最好的工具就是奖罚，奖要奖得人感恩戴德，罚要罚得人倾家荡产。这样，你想让他做到什么样，他就能做到什么样。

（二）用管理系统控制人性的负能量

改变一个人已经很困难了，但门诊需要面对的困难比这大得多。因为门诊必须改变所有院里的医护人员，这简直是"难于上青天"。

不同的人身上有不同的负能量：有人短见，有人自私，有人逃避责任，有人缺乏企图心……门诊要想改革成功，就要把各种不同的负能量都控制住！靠个人的能力是绝对实现不了的！

由此，各位院长也可以放松一下，因为改革落地难的绝对不止一家门诊，所有门诊都会面临这个问题，能真正改革成功的门诊永远都是凤毛麟角。

如何才能改革成功，成为未来的优胜者呢？打造科学的管理系统！

院长不是不能靠自己的能力改变医护人员，但改变人员的数量是有限的。因为院长自身的时间和精力是有限的。院长除了处理内部改革的工作外，还要处理技术、采购、财务等方面的工作。这种情况下，院长靠自己的个人能力控制医护人员的负能量，其数量和持续性都很难保证。

这时候，我们最直接的办法就是复制几个院长一样的人，每个人都有院长这样的心态和能力，就可以保证控制院里每一位医护人员的负能量，弘扬他们的正能量。

当然，这是一个不现实的策略，因为院长有着特有的能级优势。

现实的办法是把院长控制人性负能量、弘扬人性正能量的工作做一个区分，把不同方向的工作梳理出来，每个方向配置合适的医护人员，这样就可以把院长的工作复制下去。

这些工作互相之间交叉咬合，形成一个系统，每个岗位都做好自己的工作，就相当于复制了多个院长的能级，这就是管理系统！通过管理系统管理门诊，相当于复制了多个院长来管理门诊，从而保障了改革落地的结果。

二、什么样的系统可以帮助门诊新模式真正落地

明确了必须通过建系统的方式来提升盈利能力和为未来打基础，我们就要考虑用什么样的系统来支撑我们实现翻倍的盈利能力。

系统模式核心不在于"高大上"，而在于合适！基于门诊的现实状况来选择合适的系统才能落地！系统是需要随着口腔门诊的发展升级的，因为建系统是有成本的，所以系统应该匹配口腔门诊的发展阶段，既能支持口腔门诊的发展，又不会投入过大造成浪费。

怎么才能恰到好处，符合本阶段发展需求是我们重点要考虑的。为此，我们首先要对自己的现状做一个科学客观的分析认知。

（一）口腔门诊现状

首先，大部分口腔门诊的管理基础是非常薄弱的。口腔行业是国家在管控政策上开放比较晚的行业，很多口腔门诊现在还处于单店模式。

我们调研某二线城市的数据表明：这个城市一共有 400 多家民营口腔门诊，最近四年新开的就有 279 家，占比将近 70%，而四年前开业的门诊占比不到 40%。也就是说，大多数的门诊都是新开业的，年限很短，门诊

规模也相对较小，有些门诊只有 3～4 位医生，有些就是夫妻档。在这种情况下，行业还没有真正进入竞争比较严酷的市场环境，也就没有压力，所以主动去规范管理的门诊就不多。

其次，很多院长并不了解采取什么样的方法才能让门诊的盈利实现质的飞跃。没有压力，就很少主动投入。多数口腔院长之前没有真正思考给门诊建设管理系统的问题，因此，适合口腔门诊行业的系统到底是什么样、有哪些部分组成、如何落地，这些问题都是多数院长最近才开始思考的问题，还没有明确的答案。

这是我们现在口腔行业面临的一个现实状况，基于行业竞争还未真正进入白热化，大部分门诊管理基础单薄的状况，我们该用什么方法才能真正打造出好的盈利能力实现质的飞跃呢？

（二）适合门诊现状的管理系统

第一，必须是傻瓜化的系统。

在发展的初期，门诊的核心精力一般会在业务的拓展上，尤其很多院长同时兼任门诊医生，从时间和精力上很难有大量时间去研究和运营一个复杂的系统及管理的工具，管理系统又是必须要建设的，所以必须是便于掌控的系统，我们把它称为傻瓜化的系统。

除了院长的时间、精力问题外，门诊的医生对于管理的理解也处在初级阶段。因此，给这些医生一套非常复杂的系统，医生的适应程度会很差！

简单的理解，就相当于给一些习惯于大刀长矛的部队配置了坦克飞机。这些武器虽然"高大上"，但对于一直用大刀长矛的部队来讲，学习起来太难了，反而是一种拖累。因此，管理系统的操作越傻瓜化越好，门诊全体医护人员都很容易适应。

第二，必须自带落地机制。

从我们的角度来讲，系统虽然是个好工具，它可以让很多人做出同样的行为，可以让口腔门诊规模化发展，但是绝大多数人由于过去没有经历过系统化的管理，不知道系统管理是什么样的，那么这个系统就很难在口腔门诊内部落地生根，这也是现在很多民营口腔门诊的院长学习的时候遇到的困惑。

我们发现，院长的学习意识很强，不仅到处学习专业技术，很多院长也已经开始学习管理相关的知识，此时院长就会发现一个问题——学的东西都对，但是怎么才能为我所用呢？怎么才能真正落实到我的门诊呢？

我们要想让这个系统落地，只有一个办法，就是这个系统本身就自带落地机制。那么这个系统就是科学有效的，是能够真正帮助口腔门诊的。

同时，自带落地机制的系统，也可以不断优化和升级，这是符合口腔门诊的需求的。

三、为什么选择精益管理系统

精益管理系统是一套能够有效提升门诊盈利能力、自带落地机制和改善机制的傻瓜化系统。接下来我们将重点从三个方面来探讨这个问题。

（一）为什么精益管理系统工具能有效提升口腔门诊的盈利能力

1. 精益思维强调不能为客户创造价值的活动都是浪费

从门诊的角度，我们要能够生存和发展，能够实现盈利，能够让患者长期在我们的口腔门诊治疗，那么必须满足一个基本条件，就是我们要帮助患者实现价值最大化。

这个价值是什么呢？之前提到了要让患者满意，我们需要从专业诊疗技术到服务等方面下功夫。精益从另一个角度重新透视了这个问题，它强调不能为客户创造价值的活动都是浪费，这是精益的一个核心理念。

我们先理解一下客户价值，其实从客户的角来说，我们认为每个客户都会追求性价比，那么患者到口腔门诊也是在追求性价比，这里就会涉及性能和价值的比值问题，在很大程度上我们认为性能和价值都是有上限的。那么性能就是我们为患者提供的专业技术诊疗服务，然后让患者很满意、很舒服，内心也很喜欢，这就是我们在为客户创造价值。

从精益的角度，它所要求的不仅是要为客户创造价值，还要用最小的成本去做，就是要把一切不为客户创造价值的活动全部取消。也就是说，门诊做的所有活动，都是要帮助客户创造一个高价值的活动。

那么，什么样的活动是没有为客户创造价值的呢？比如患者进入一个门诊之后，要在候诊区等待，这也是很多门诊常见的现象。这对于患者来说是一种浪费，我们让患者多花了时间，就要为患者创造更多的价值，才能让患者满意。

精益思想要设计最科学的流程，让患者在享受最佳诊疗服务的同时尽可能减少患者所需花费的成本。

通过精益系统改善门诊的服务后，这个门诊在理论上就没有任何不为患者创造价值的活动或者服务。比如一些门诊会跟患者提前预约，也就是跟患者提前沟通好时间，医生提前安排好自己的时间，等患者来门诊就可以直接治疗，这就是一个有效的价值服务。之前我们提到医生的时间是非常宝贵的，假如医生做了一些本来医助就可以去做的工作，其实是让一个能创造更多价值的人做了一些低价值消耗性的服务工作，这也是一种浪费。

我们通过重新调整医助的工作流程和内容，让医生可以更加高效地利用自己的时间去为更多的患者诊疗，从而把这种浪费消除掉，这样就能够保证我们为患者提供的服务全部都是最科学、最合理且成本最小化的。

2. 精益系统的目标是消除浪费获得价格优势

实现诊疗过程成本最小化后，我们要做的就是把价格降下来，包括其他成本，让患者能够在这里得到最高的性价比。所以，消除一切浪费就是让患者得到更高的性价比，同时口腔门诊盈利能力也提高了。

在这里，精益系统有很多的案例来证明。丰田的雷克萨斯汽车，在美国被认为是只需要用奔驰、宝马差不多 2/3 的价格就可以享受与奔驰、宝马同级别品质的产品。也就是说，丰田用精益的模式能够实现只用奔驰、宝马 2/3 的成本就可以具备的同等盈利能力，然后让客户享受到了这样同品质级别的汽车，这就是精益系统目标能够取得的结果。

精益模式在口腔门诊应用后，也可以起到同样的作用。把消除的浪费变成价格优势，吸引更多的患者，长期在门诊就诊，由此增加门诊的盈利。

（二）精益管理系统如何自带落地机制

其实，落地就是建立系统改革的过程，从丰田的精益模式来讲是不主张改革的，因为只要是改革就会涉及动手术，口腔门诊就会有阵痛，就会造成很大的浪费，这其实是一种成本的损耗，精益模式是如何解决这一问题的呢？就是用改善机制。

1. 本质改善，用系统的方法彻底解决问题

首先讲改善，精益的改善强调本质改善。

我们用一个情景来说明，当接到患者的投诉后，最简单的处理方式是给患者一些情绪安抚，道歉或者给一点小赠品或者礼物，患者接受并离开了，但是事情真的解决了吗？事实上并没有，因为我们不知道下一次什么时候谁又会提出类似的投诉，那么从精益改善的理念说，我们遇到的问题，能够一次性彻底解决才是真正的改善。

一次性彻底解决其实是很难的，如果我们能让门诊不犯第二次错误，这种改善就是本质的。毫无疑问，本质改善后这个门诊的成本也是最小化的，给客户造成的损失也是最小的。长此以往，这个门诊就会很强大。

精益模式所遵循的就是通过一次一次发现小的问题进行本质改善的过程，然后让这个门诊变得强大，从而用持续的改善替代了一个阶段性的改革。

怎么实现这样的本质改善呢？丰田的精益模式是通过建系统的方法彻底解决问题，下面举个案例来说明丰田是如何通过建系统彻底解决问题的。

在法国有一家丰田的配套企业，生产品质一直不好，生产的塑料零件经常会有水花，一种类似水波纹的东西，这种波纹会破坏杯子的结构，使韧性和硬度达不到标准，通常这种水花是因为没有烘干导致的。

这个问题始终没有得到有效的解决，因此丰田派专家来解决这一问题。丰田的工程师来到企业后，和法国的生产部总监聊了很多，但是也没有提出一个理想的解决方案，最后临走的时候，日本的专家提出要把这些废品件带回去，法国的总监很不理解，这些废品件还有什么价值吗？

到了年底，法国总监来到日本开会，法国总监又见到了日本的专家，

这次日本专家非常开心地说："你来看，我把这个零件做出来了，和我带回来的废品件一模一样。"

法国专家非常疑惑，为什么要花这么多时间做一个废品件？

这位日本专家解释："我花了很长时间去研究哪些因素造成了这样的废品件，研究出了原因和影响因素后，我们设定出了相应的标准，这种次品就永远不会在我们的工厂里出现了。"接着他给总监一打文件："这是我们的生产规程，在生产过程中，我们的员工要避免出现这些错误，针对如何避免出现这些错误，后面还有相应的培训方法和流程，你拿回去把这些文件执行下去，这样的废品就算是出现，概率也降到百分之零点零几以下，非常低。"

法国总监听得目瞪口呆，一个问题竟然能被解决到这种精细化的程度。

丰田之所以能够做到同样的错误不犯第二次，是因为做的是本质改善策略，从方法上来讲很简单，就是一个一个问题地制定标准，然后再把这些标准通过建系统的方式执行下去，这样就能够实现本质改善。

2. 管理闭环，在运营中寻找问题、改善问题

要想彻底解决问题，我们就需要知道问题出在哪里，根本原因是什么，如何去解决？多久能够解决？效果如何？如何推广？

面对如此多的问题，在本质改善的过程中，我们就不可避免地需要用到一些工具，这个工具实际上是精益模式，而其中核心的思维就是 PDCA 管理循环，可以说整个精益模式从根源上来讲就是 PDCA + SDCA，通过计划、执行、查核和改善，用标准化改善方式，然后再用改善后的方式去继续执行计划、执行、查核和改善的过程。

从门诊运营管理来说，我们会基于目标先制订一个计划，在运营的过程中可能会有一些计划内容没有达成，就需要找到没有达成的根本原因，然后针对这个原因做一个改善性的计划，然后再去执行改善计划，接下来就是查核，改善计划到底执行得好不好，如果说改善有效果了，我们就把这种方式形成新的标准，这其实就是 PDCA 的过程。

当我们用这种新标准去执行的时候，其实就进入了 SDCA 的阶段，因为新的方法已经标准化了，在执行的过程中查核大家有没有按照执新的标准去执行。如果没有按照标准去执行，再去改善它，看如何才能把标准执行到位，这样就形成了一个基于绩效目标的持续改善管理闭环。

3. QC 小组，边改善边打造改善团队

如果我们把每一个发现的问题都有针对性地设定成一个小组，那么这个小组就叫作 QC 小组，QC 小组会根据现在面临的问题去设定一个改善计划，然后去执行，就形成 PDCA 的管理循环，当 PDCA 的管理行为确定执行有效后，再进入 SDCA 的执行管理循环。

为什么一定要用 QC 小组这种模式呢？因为我们强调的是通过 QC 小组要能够把这种改善的成果复制到每一个环节，如果一个团队针对一个问题去设计解决方案，那么对这个问题的原因和解决方案的理解是非常深刻的，这样这个团队才会有能力在企业内部推行这个模式。

可以理解精益模式实际上是给自己在内部建设了一个能够落地的专门改善小组，而这个小组的成员还都是兼职的，每个人都有各自的岗位。当问题出现的时候，临时组建这样一个小组，当 QC 改善小组人员参与了这种本质改善的工作之后，就会在思维上有很大的变化，他知道了问题的关键点在哪里，也知道了怎么去做改善，更知道改善以后怎么执行才能落实到位，这样人员的能力就得到了提升，他跟新的改善后的系统和标准是匹配的，所以他在执行新标准的时候就会落实得非常彻底。

QC 小组实际上就是一个自带落地的模式，这样就解决了一个核心的问题——系统和人的匹配，因为只有当企业内的管理人和一线的员工与系统匹配的时候，整个的模式才能真正有效落地。

这种改善是持续的，还是边运营边落地的模式，我们认为精益模式的这两点是非常优秀的，这个系统模式的价值是其他系统不可替代的。宝洁模式中也会有一个项目改善小组，类似于 QC 小组；通用电气的学习小组也是类似的模式；包括阿米巴，其实每个阿米巴都是这样的改善小组。从根源上讲，这些模式都跟精益模式息息相关，原理都是一样的。

（三）精益管理系统如何傻瓜化

目标虽然好，但是大家都知道精益系统是一个非常庞大复杂的系统。那么精益系统又是如何实现傻瓜化的呢？

当我们去看具体操作的时候，会发现精益模式非常傻瓜化，因为对于员工来讲，这个模式无论多么庞大，它的操作执行都是非常简单的，从这个角度我们可以理解一个真正有效的系统不仅是科学的，而且它的操作是傻瓜化的。比如微信，它是一个普及度极高的社交系统应用，然而微信对于绝大多数人来说又是非常方便简单的，会打字的可以文字沟通，不会打字的可以直接用语音交流。但是假如我们从系统建设的角度看，这个系统是很科学、很严谨，同时也是很庞大的，这样才能保证操作的傻瓜化。

精益系统会有很多实用的工具帮助我们把系统运营好。

比如5S——整理、整顿、清扫、清洁、素养。很多生产型企业，以及一些门诊、餐饮企业都了解这个过程。在这个过程中，很多人都会认为就是打扫卫生，其实不是这样，精益模式是用5S这样一个傻瓜化的工具打造员工的高职业素养。

● 整理是先把有用的与没有用的东西分开。

● 整顿是把该用多少、放在哪儿、放多少量，以及放什么东西确定下来，这叫"三定"，即定品、定量、定位。

● 清扫是把不用的或者没有必要的东西全部从现场搬出去，现场只保留和操作相关的物料和设备，这样就可以简化操作环节，不用花时间在挑原料上。

● 当我们把生产现场处理好以后，就进入了清扫的过程，就是要收拾干净，因为干净了才能保证最少的或者不必要的浪费，也不会出现原材料的损耗，长期的清扫就形成了清洁。

● 实现长期的清洁以后，员工就形成了素养。也就是说，员工养成了保持干净的习惯。

这就是用一个很傻瓜化的方法实现了一个非常难的系统目标，这也是精益系统的一个基本特点。有了工具，再复杂的系统也会变得简单。

四、精益管理系统还需改造

虽然精益模式有这么多的好处，但是精益模式如果想在中国落地，还需要做一些中国化的改善，为什么这么好还要改善呢？因为行业发展水平不同、国情不同、人员的职业化程度也是不同的。

（一）行业发展水平的差异

尽管我们不愿意承认，但是很多民营企业和日系企业的管理水平还存在巨大的差距，尤其是口腔行业。

很多口腔行业的院长拓展使用的方法是合作，共同投资一个门诊，由某一位股东来负责运营并兼任医生的工作。为了便于管理，门诊的规模都不大，有两三个医生，有的还都是自己带的学生。为什么业绩会不稳定？很多人选择民营口腔的原因是想要更舒适的服务和节约时间，结果体验后并未达到预期，自然下次不会再去。很多口腔门诊只能割韭菜，现在有的割就割，未来的事只有担心没有筹谋。

这种状况下，一个非常成熟的系统对于现阶段的民营口腔来说有巨大的压力。因此，我们选择精益模式，更多的是考虑精益系统的核心逻辑是符合的，在具体应用层面的工具上还要再做一些调整来适应今天的民营口腔行业。

（二）人员意识上的差异

日本丰田现在人人都在做改善，这种改善已经深入丰田的骨髓，甚至某种程度上已经不是丰田会无人不改善，而是整个日本企业无人不改善。

在这种情况下，改善是员工在企业内的基本价值，从入职第一天就开始教，每个人都会，改善已经常态化了，每个人都把改善作为本职工作。不为团队创造改善，在这个日本的企业团队中，这个人是没有价值的，是不受人尊重的。

中国民营口腔门诊的管理团队还会存在一个现象，就是很多人并不习惯承担这种改善责任，他们更希望按部就班，一辈子就这么做下去，不想跳出自己的舒适圈。

让很多民营口腔门诊的管理人员改善就很难了，更别提全员改善了！现实是门诊只有做到全员改善，才能真正打造出一个强大的品牌。这就需要门诊针对现有状况进行适当调整，保证精益模式的落地效果。

（三）人员能力上的差异

在推行的过程中，很多日本的企业只要进行简单的培训，让员工掌握了标准，员工就会主动执行，但中国的很多口腔门诊就是给标准了，也不会去有效执行，因为很多人的学习能力不强，学习习惯还没有养成。这种情况下，我们必须给出一个能让医生主动去做的方法。

基于这些不同，我们如何把精益模式的核心逻辑应用到民营口腔行业呢？

第二节　打造精益口腔运营管理系统

在精益思想的指导下，我们结合口腔行业现状，设计了一套模式——精益口腔运营管理系统，醒客堂在咨询实践中运用这套系统辅导了很多门诊，有的实现年度业绩翻倍，有的实现利润翻倍，也有一些门诊通过这个过程打好了管理基础，开始稳步裂变。图 2-1 就是这套系统的基本逻辑。

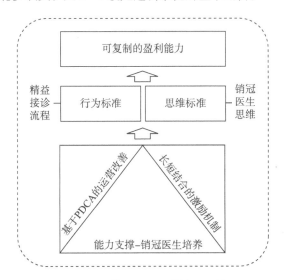

图 2-1　精益口腔运营管理系统

我们可以简单地将精益口腔管理系统的核心原理理解为"双百工程"，即一百分的标准，百分之百地执行到位。

要实现可复制的盈利能力，就要有执行的标准，也就是能支撑实现这种能力的标准，包括行为的标准，还必须有思维的标准。那么，标准如何执行到位？

人员必须具备相应的能力，也就是要培养医生具备执行标准的能力；护士也需要培养，护士的培养相对简单，不作为核心点，具备了能力还要让他们有意愿去做，也就是长短相结合的激励，很多门诊也有意识地做了，在执行的过程中还要不断地改善。

用一句话来讲，就是"让普通的员工在伟大的流程上创造卓越的价值"！那么，怎么去理解呢？

一、普通员工也能做到的设计

普通员工意味着每个员工都是普通人，他们有优点，也有缺点，甚至大多数普通员工都是缺点多过优点。

前面提到，普通员工都是有人性负能量的。有些员工懒惰，有些员工不够聪明，有些员工自私，有些员工不负责任，有些员工排斥学习等，甚至有少数员工的人品有问题，企业要面对的是一群缺点大于优点的员工。口腔门诊的医生已经属于社会中的高知群体，但面对人性的考量，依然不能例外。

为了能有效地控制人性负能量，我们的系统必须将全部负能量考虑进去，不论这个人身上有什么样的负能量，都会被建设的系统控制住。只要有一项没控制住，这个负能量就会传染给其他人，最终让我们建设的管理系统功亏一篑。

这也是建设管理系统的核心难点！这是一个没办法尝试的工作，不能先动一小部分验证。因为只解决了一部分问题，很难取得真正的效果。管理系统建设又是一个长期的工作，很多院长不能坚持到底！

只有拥有足够格局和魄力的院长才能真的建成管理系统！这也是大部分门诊没有成长为行业龙头品牌的重要原因！

二、口腔门诊给医护人员设计执行的流程和标准

那么，怎么让这些普通人创造出卓越的绩效？

从医护人员自身的角度考虑，一个普通的医护人员身上存在各种可能

的问题，如果让医护人员自己决定该怎么做自己的工作，那么每个医护人员的答案都是不同的。

这也是口腔门诊的现实状况，医护人员用自己的标准服务患者，对了、错了门诊也没办法进行干预。因为在门诊没有给出最佳标准的情况下，医护人员一定认为自己的标准就是最佳标准。

针对这样的问题，精益模式首先确定不要让医护人员自己决定怎么做，而是由口腔门诊来决定。口腔门诊对于自身利益的关注是本质的，院长所站的高度和普通医护人员也是截然不同的！

口腔门诊主导制定标准，这种标准包含两个方面的内容：

• 行为标准。也就是流程，基于最大化地实现客户价值和零浪费的原则来设计或优化门诊的接待流程等，我们称之为精益接诊流程。

• 思维标准。医生在接待患者的过程中一定要思考患者的需求、内心的想法，才能给患者提供满意的就诊体验，思维的标准建立就是销冠医生的服务思维。

把销冠医生的核心能力变成标准，就是一百分的标准！

能力、动力、推力让普通医生能做到，愿意做也必须做好，实现百分之百地执行到位。要给普通医生提供这么多东西吗？

能不能不给普通医生销冠医生的思维标准？不能！由于大部分普通医生的主动性问题，让普通医生自己定标准就意味着放弃标准。

因为大部分医护人员对自己的要求没那么高，他们不具备自己制定标准的能力。现在普通医生所使用的就着问题解决问题，不会延伸，不推荐高端方案，就是普通医生给自己制定的标准方法，这样的方法不可能让患者真正的接受和认可。患者面对门诊的大部分医生都没有治疗的信心，更不要想着复诊、分享，这样的标准自然没有价值。

事实上，口腔门诊要把销冠医生思维制定成标准，而且这个销冠医生的标准还必须是工具化、傻瓜化的。

（一）销冠医生标准工具化

把销冠医生思维制定成标准，意味着口腔门诊把销冠医生的能力进行了标准化建设。很多口腔门诊也做标准化，但仅做到了步骤标准化层面。

步骤标准化的价值是有限的。因为步骤清晰了，不代表医生真的知道该怎么做，把每个步骤所需要的能力标准化了，医生才能清晰地知道怎么做才能做到。能力标准化是医生能力提升的核心基础！

工具化就是把销冠医生思维设计成可复制的思维工具系统，谁掌握了这个工具系统谁就可以具备销冠医生的思维能力。

我在服务的一家连锁门诊时，看到接诊的一幕：一位患者想做正畸，在进入诊室前咨询师先做了基本的沟通，进入诊室后医生做了检查，说了自己的建议，患者之前做过正畸，后面没佩戴保持器，所以牙齿矫正失败了，所以在医生讲完检查结果刚想问医生问题，结果医生起身离开了，并且没有打招呼，患者只能问咨询师，但是患者问咨询师的同时，护士开始收拾工具和一次性用品，患者的情绪不好了，说过几天再来，就离开了。这个患者一看就是可以确定下来，患者自己也很急切，为什么医生就离开了呢？

我在访谈时了解了一下，这个医生觉得自己是搞技术的，去跟患者聊钱的事不合适，所以他认为该说的都说完了，就可以离开了，剩下的应该咨询师去做。我发现，很多医生都会有类似的想法。

所以，很多医生没有意识到接诊的过程不只是咨询病情如何处理，即使意识到了也很难做到，我们给几百家口腔门诊做过暗访，能真正有能力把接诊服务做好的医生寥寥无几。

我们必须要把销冠医生所有的能力特质、思维方式等外显出来，然后形成一套销冠医生的工具包，这个模式我们就定义为销冠医生思维模式——顾问服务模式，也就是销冠医生思维的标准。

（二）销冠医生标准傻瓜化

傻瓜化就是让这个工具包易学易用，只有傻瓜化的东西才能真正普及，才能让大部分普通医生都学会。

我们前面也讲过本来医护人员在学习的时候就是被动的，再加上医护人员不具备将学到的通用方法自行转化成适用于自身特点的具体实操方法的能力，所以给医护人员的方法一定是傻瓜化的。如果不是傻瓜化的方法，需要医护人员自己转化，而医护人员根本就无法达到，也就是学得消化不良，转化得也是囫囵吞枣，最后医护人员还是不会。所以，一定是傻瓜化的思维，这就保证了学员上午学完，下午就能用，简单直接。

基于门诊的立场，真正站在患者的角度，把销冠医生的客户接待过程变成标准。这个标准才能支持普通医生实现销冠医生的业绩。

有了这样的行为标准和思维，门诊就可以基于标准要求医护人员按照这样的标准去服务患者，从而用最小的成本为患者创造最大化的价值。

三、口腔门诊推动医护人员贯彻落实标准

有了标准，我们不能假设医护人员会主动执行落地。事实上，让普通医护人员创造卓越绩效，绝不仅仅是提高技能的问题，更大的挑战在于面对人性负能量的压力。

让普通医护人员创造卓越的绩效，就是要把一个普通人打造成一个优秀的人，从根本上改变这个人的过程。我们以销冠医生为例：

我们都知道销冠医生的业绩往往是普通医生的业绩的很多倍。为什么一个销冠医生可以创造卓越的绩效，而普通医生却不能呢？

销冠医生的努力程度不是一般人可以做到的，积累的知识、技能远远超过同级别的医生。这样的努力几乎是所有销冠医生的共同特质，销冠医生之所以成为销冠医生一定是有原因的，普通医生始终是普通医生确实是因为他们的局限。

做口腔门诊要控制人性负能量，发扬人性正能量，但不是靠个人能力去实现，因为个人能力能影响的人太少了。要想改变口腔门诊内的所有人，就必须依靠系统从几个方面同时动作。

（一）能力支撑

能不能不给医护人员能力？不能！大家都知道医护人员的能力成长是一个让自己不舒服，再慢慢适应的过程。对于医护人员而言，是个很大的负担。在很多口腔门诊都会看到医护人员逃避学习成长的例子。有人讲：

"天底下最远的距离就是从知道到做到的距离！"所以，让医护人员自己提升能力，无异于缘木求鱼。

研究发现，医护人员入职到一家新口腔门诊的时候，是给新医护人员提升能力的最好机会，因为他会为了融入新门诊而主动改变自己。所以，我们就医护人员的能力提升分为猛火攻和慢火炖两个过程。在新医护人员入职的时候进行猛火攻，也就是在新医护人员入职培训上下工夫，让他迅速建立基本的能力框架，植入好的习惯，为他成为未来的销冠医生打下基础。入职培训结束并上岗以后就慢火炖，也就是要销冠医生的思维工具深化掌握的过程。

为了能在医护人员入职时和上岗后都进行针对性的培养，口腔门诊必须建设自己的内训系统。这个内训系统，把口腔门诊的标准变成教材和训练系统，由口腔门诊自己培养的内训师实施。

把自己口腔门诊的标准做成教材，意味着这个教材具备绝对的针对性。教材的内容不仅要包含思维逻辑标准，还要针对自身产品和接诊过程总结出典型的样板案例，让医护人员学习的时候就像回顾总结自己的经验教训。

这样的教材不追求"高大上"，不追求过分的规范，只强调贴近医护人员的日常工作，不需要转化就能直接指导医护人员的接诊过程，这样的教材才有实用价值。这样的教材就不能照搬照抄，只能基于自己口腔门诊的标准进行设计。

口腔门诊的内训师培养自己的医护人员，意味着人才培养就是日常基本工作。能把人才培养工作变成日常工作才能真正批量培养人才。医护人员做阶段性的培养只能解决猛火攻的问题，日常不断地细节培养才能实现慢火炖的目的。

优秀医护人员可以是内训师，主任、院长可以是内训师，职能部门的人员也可以是内训师，内训师在口腔门诊的各个部门，他们平时在自己的岗位上完成本职工作，口腔门诊需要进行人才培养时，就可以根据内训师的时间状况安排培训。这样，人才培养就不再受制于人员时间、地点，只要口腔门诊发现某些医生还没有达到销冠医生的标准，就可以随时组织培训或训练。

我们强调科室主任或者门诊主任必须是内训师，因为主任每天在门诊，随时可以看到医生的能力问题，可以利用空闲时间完成对医生服务思维的细化改善，这样既做到了及时改善，又传播了学习、互助的门诊团队文化。让每一个来到门诊的医生必须学习，让每一个管理人员必须培养下属。

只有口腔门诊的内训师针对医护人员用自己的教材，主动训练他们，推动他们提升能力，并且考核其能力提升的具体效果，才能实现医护人员的批量成长，才能让大部分普通医生真正具备销冠医生的能力。

（二）基于 PDCA 的数字业绩改善会

能不能不给医护人员推力？也不能！因为总有一些医护人员不够自觉，想尽办法偷懒、不用心。一个医护人员这样做无所谓，但如果不去管控他，其他医护人员就会效仿。久而久之，所有医护人员都偷懒、不学习，谁还会去做销冠医生。

为了让普通医生持续创造销冠医生的业绩，我们要在日常工作中根据医生的缺失点找到具体的问题，有针对性地帮他解决。如何快速又精准地找到他的缺失点呢？那就是推力系统，也就是基于 PDCA 的运营改善系统——数字化业绩改善会。

一个成熟的口腔门诊绝不会依靠人盯人的方式做管理，这种方式注定了不是口腔门诊的基础，无论口腔门诊大小，管理的地基都不能歪。

我们常看到离开微软的一些中华区的高管谈到曾经在老东家时的一些感受，很多人都谈到工作汇报，每年一次两天的工作汇报感觉九死一生，为什么有这么大的压力？因为上级通过数据已经对于经营的状况清清楚楚，这两天说是汇报，实际是面对领导对于经营结果的拷问和自己解决策略的汇报。

很多民营口腔门诊要进行一次深刻的自检：我们能做到每周半天的时间搞定一个省的多家门诊的操作吗？可以确定的是，大部分民营口腔门诊还做不到，还有很多三家口腔门诊都管理不过来，甚至还有一家门诊三五个医生都管不明白的。

这种管理水平的差异不在于理念的"高大上"，而在于管控深度。前面我们提到很多口腔门诊达到一定的规模就很难突破，解决问题的核心方法也是数字化业绩改善系统。一个人的时间总是有限的，怎么在有限的时间里创造出巨大的价值，是口腔门诊家要掌握的核心逻辑。在口腔门诊中，院长通过数据发现问题，确定解决问题的方向，由门诊的主任或院长具体负责解决问题，院长再通过数据跟进问题解决的进度和结果，就可以在保障口腔门诊正常运营的同时，大大解放院长的时间。由此带来院长管理规模的飞跃，也就实现了口腔门诊规模质的飞跃。

能够通过数据，站在口腔门诊最高层看透一线医护人员面对患者的服务水平和能力，并责成一线管理人员进行针对性的细化改善是口腔门诊规模化运营的基本能力。数字化管理的导入，是提升民营口腔门诊管理水平的当务之急。

口腔门诊利用数字化管理工具管控医护人员，不但强迫他们学习成长，而且持续关注其日常工作中是否全力执行销冠医生的标准、创造销冠医生的业绩。一旦出现偏差，立刻进行针对性的改善，才能让每个医生持续创造销冠医生的业绩。

在推力系统的设计上，能够边运营边实现系统建设的一套模式。我们可以理解为改善的是分为两个层次的：一个层次是系统改善，另一个层次是试运营改善。系统改善就是指在门诊的系统不完善的情况下，比如标准不科学；能力训练方式不够落地，不够有效；设计的动力不够，没有让医护人员有意愿去改变；推力不够，管控不够严格、不够精确等。

出现问题的时候，我们首先要通过这种系统的改善，然后建设出一个科学的系统。也就是说，实现了一个系统的落地过程，然后再去进行这个运营的改善，因为在有系统的情况下，你想改善医护人员，没有科学的方法和工具去改善，效果就不会理想。所以，精益改善的第一部分是做系统的改善，这实际上是一个 SDCA 的过程。如图 2-2 所示。

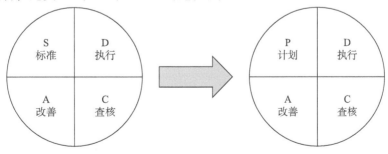

图 2-2 精益改善的第一部分是做系统的改善

有了这样的系统之后，才涉及运营改善，运营改善实际上就是指通过数据分析找到医护人员能力不足的地方，为什么没有达到理想的目标，医护人员在了解执行标准的状况下，并且激励的标准、能力的训练标准等都是具备的，为什么没有执行好？我们排除标准不够完善和科学，从执行层面找原因，找到原因之后对应地设定解决方法，再次执行，直到这个目标能顺利达成。

只有这样，才能让医护人员在创造卓越绩效的路上持续精进，最终达成能够让普通医护在伟大的流程上创造出卓越的绩效的目标。

（三）长短结合的激励机制

能不能不给医护人员动力？还是不能！因为前面的标准、能力、推力都是站在口腔门诊的角度考虑，医护人员辛苦努力，达成销冠医生的标准，为什么？现实的收益、未来的发展，没有这样的利益支持，再好的医护人员也没办法长期严格要求自己。

很多民营院长都具备对医护人员进行激励的意识，这是一个长足的进步，很多民营院长过于依赖激励模式，则是矫枉过正了。精益口腔管理系统之所以把激励放到最后来讲，就是想提示各位口腔行业的院长，管理的成功不能单纯依赖激励来实现。

大家可以这样理解：普通医生成长为销冠医生，对其自身有着明显的好处；优秀医生或主任成长为内训师，对其自身也有着明显的好处；普通医生要努力学习成长，更多的是为自己，而不是为了口腔门诊，更不能是为了得到激励制度的好处。

如果医护人员是为了得到激励制度的好处而努力学习，就会在过程中不断进行对比、审视：我这样努力吃苦到底值不值？我真的能成长为销冠医生吗？压力这么大，我还要坚持吗？大多数情况下，这些医护人都会选择放弃，改革很难成功。

口腔门诊要给医护人员释放出一个信号：在这个口腔门诊工作的医生就要达到销冠医生的水平，达不到就跟不上口腔门诊的步伐，甚至可能被淘汰。只要大家努力学习成长，口腔门诊一定会给大家设计更加科学合理的激励制度。

只要这个过程中有一部分医护人员努力成长，取得一定的成绩，口腔门诊就针对性地打造榜样，带动观望派努力学习，这样会更容易成功。这时候，医护人员没有选择的空间，口腔门诊就成为有话语权的一方。

只有口腔门诊在医护人员努力成长、不断进步之后，再为医护人员设计出长短结合的利益牵引机制，形成口腔门诊和医护人员高度长期的利益一体化关系，才能真正贯彻口腔门诊的发展意图，让普通医生成长为销冠医生或者准销冠医生，为口腔门诊创造长效的卓越业绩。

这样我们再去看精益口腔管理系统的逻辑，就容易理解了，给予医护人员行为和思维一百分的标准，然后利用销冠医生培养赋予医生成为销冠医生的能力，再用数字化业绩改善会发现和解决医护人员在操作过程中的问题，去推动医生成为销冠医生，最后使用长短结合的激励给医护人员以动力，让他们主动执行标准。这样就能够让医护人员真正做到一百分的标准，百分百地执行到位，最终达成门诊实现长效可复制的盈利目标。

本书接下来就是按照这样的逻辑安排，第二部分重点解决一百分的标准问题，第三部分重点解决如何百分百地落地的问题。由于薪酬激励方面的书籍较多，很多院长也掌握了一些激励的方法和工具，因此，本书没有将重点放在激励方面，有需要的院长可以看一下《门店销售冠军复制系统》，书中有具体的激励工具和方法。

我们在咨询服务过程中一直践行这套系统，有一家有 7 位医生的口腔门诊找到我们，他最初以为我们是做营销策划或者引流的公司，他想要做引流。引流实际是花更多的钱买客流，要引流得先看一下内部的承接能力，我帮他做了核算，7 位医生有 2 位医生核算下来是亏损，还有 2 位是平衡，也没有创造价值，而这个结果意味着 4 位医生接待患者的成交率、客单价是有很大差异的，花大价钱引来的客流大部分是被这 4 位医生接待，结果可想而知。所以，引流不是首选。

院长邀请我们给他的门诊赋能，我们把这套系统导入门诊，我们对门诊进行了全面的调研，也走访了区域市场的同行业门诊。针对性设计出该门诊的具体操作规划，分为以下几项专案：

一是接诊流程再造。通过流程的设计使就诊环节更清晰、更便捷，让服务体验感更好，同时形象也有了大幅提升。

二是顾问式销售模式设计。建立属于门诊自己的接诊服务模式，并实现数据库的同步建立与更新完善机制。

三是内训师培养与医生培养。每位医生都成了相关方向的内训师，不断精进，为团队赋能。

四是多诊室模式设计与医助培养。让优秀医生的价值最大化，接诊的效率更高，创造更高的业绩。

五是数字化业绩改善会与夕会。通过周改善与日改善，让改善成为全员行为，形成改善的习惯，从技术品质到服务品质不断精进。

六是建立基于阿米巴模式的诊室独立核算机制。让每位医生清晰自己创造的价值，具备经营的意识，并能主动培养诊室人员（醒客堂基于阿米巴模式为口腔门诊研发了口腔阿米巴模式，能彻底激励牙医与院长思维保持高度一致，以本机构为家。未来醒客堂会专门出版相关书籍）。

操作过程中为了降低改革阻力，采用赋能式"学、练、做、讲、落"的改革方式，从方法论原理讲解，到人员练习实操都是手把手地带教，让人员能独立完成专案的改革。

项目结束后，又进行了一年的数据跟进，门诊实现全年93%的业绩增长，全过程没有促销、引流。随着业绩的增长，人员收入也大幅提升，形成了良性的循环，门诊也开始稳步拓展。

不只是这个门诊，刚刚服务结束的一家三线城市的门诊，客单价实现同期60%以上的增长。

一家比较特殊的门诊，内部的一些特殊状况使业绩排名前5名的医生相继离开，我们给口腔门诊导入这套系统，业绩不仅没降，反而提升30%以上，利润提升得更多。

我们希望更多的门诊能通过这套方法突破门诊盈利瓶颈和发展瓶颈。

第三章

口腔门诊的精益接诊流程

患者没见到医生，没接受治疗时，他无法通过技术去判断门诊是否专业，甚至很多患者接受了治疗也很难判断专业的好坏，患者是个非专业人士，那么他为什么选择在一家门诊治疗呢？当然他有自己的一套判断逻辑，我们只有了解了患者的判断逻辑才能成为那个真正符合患者要求的甚至高出患者预期的门诊。

第一节　精益接诊流程

一、靠着医生单枪匹马创业绩的弊病

我们给一家门诊做暗访，在我和院长观看暗访视频时，发现前台护士在引领患者进诊室时诊室的门是虚掩着的，护士顺脚就把门踢开了，并朝医生喊了一句"你的患者到了"，此时患者就跟在护士后面。我以为院长看到这一场景会尴尬，但是我发现院长的表情没有任何变化，这说明院长可能对这种情况习以为常。看完了暗访视频，这位院长说该医生的业绩比较差。我说："刚才在视频中您有没有看到护士是用脚把门踢开的？"他说："对，因为前台护士的工资是跟门诊整体绩效挂钩的，这位医生的业绩比较差，所以整个门诊的人对这位医生的态度都不好，包括前台护士。"

虽然不是很夸张的用脚踢开门，但是护士用脚的这个动作让人很不舒服，患者跟在后面也会受影响，患者潜意识里会认为这位医生是不受大家尊敬的。连本院职工都不尊敬的医生，患者有可能对他尊敬吗？患者此时在想：随便看看吧，不行就换个地方或者再换个医生。

门诊往往会把所有的业绩压力集中在医生身上，就会导致两种后果：

第一，医生业绩差，他会感到巨大的压力，就像那位院长说的，所有人的工资都和门诊的业绩挂钩，假如他创造不了高的业绩，就会影响其他人的收入，大家对他的态度就差。当患者看到其他人不尊敬这位医生，也很难对医生产生好感，患者不看好这位医生，就不会在这里治疗，这位医生的业绩就会越来越差，其他人对他的态度也会越来越差，形成恶性循环。同时，护士和前台接待人员认识不到自己的岗位价值也很难创造价值，把收入的高低寄希望于别人，得不到就抱怨、指责，这样的状况很难激发工作热情，也就留不住优秀的人才。

第二，医生的业绩非常好，其他的医护人员推崇这位医生，这位医生就很容易骄傲，因为整个门诊的绝大部分业绩是这位医生创造的。从另一个角度讲，患者其实追随的是医生，而不是门诊。当这位医生有变动或者想要自己出去开门诊的时候，他就会带走一大批患者，因为患者相信的是医生，而不是门诊。

回顾患者整个就诊过程，其实患者有一张无形的评分表，可能患者自己都没意识到，他从一进门就开始了对于整个门诊的评价，而我们却把所有的业绩压力都给了医生，这对于医生来讲是不公平的。患者从进入门诊开始，甚至在来到门诊之前，他的评价就已经开始了。他在进门之前看到整体形象，进门诊之后看到装修环境及前台护士，其实已经开始了打分的过程，有可能等到见到医生时，整个分数已经所剩无几了。

如果医生想要留下这名患者就需要把失去的分数补回来，这就需要花费大量的时间和精力，甚至可能无论医生再怎么努力也无法挽回患者不在这里治疗的决定。医生的时间是门诊最核心的资源和成本，浪费医生的时间去解决前期服务接待所造成的问题，必然增加单个患者接诊的资源投入，导致成本增加。这是很多门诊费用高的根本问题之一。

　　而当接诊过程某个环节没有发挥出价值，从精益的角度讲，这个环节就是无效和浪费的，浪费的成本是要患者和门诊共同承担的，这是患者没理由承担的，也是门诊不愿意承担的。

　　患者的满意度是就诊过程中一连串的行为决定的，而不是某个人的行为决定的，如果我们把患者的满意与否归结在一个人身上，这对于整个门诊来讲风险是非常高的。所以，当某个人做得不好的，可能导致整个接诊过程的失败，但是某个人做得好却不见得使整个接诊过程成功。

　　如果患者进入门诊时，整个门诊就能够给患者留下非常好的印象，包括前台护士的整个接待过程也让患者非常舒服，在患者见到医生之前，实际上就已经决定在这里治疗了。医生如果做得好，患者的客单价就会更高，患者未来再来这里复诊或者给门诊进行转介绍的概率就越高。

　　一个成功接诊的过程，一定是整个门诊团队协作的过程，每个人各司其职，共同创造价值，这样才能打造出来属于门诊自己的忠实患者群。

二、精益接诊流程，用最小的成本打造差异化优势

　　我们希望通过团队协作的模式去接诊，并且发挥每个岗位的价值，做到零浪费，让患者真正得到高性价比的治疗服务。

　　患者来门诊就诊，如果对于就诊过程中体验到的服务非常满意，这种满意就会在患者心中树立标准，就会成为他选择口腔门诊的标准。如果患者到其他门诊就诊，发现其他门诊做得不符合这个标准，在他心里就会有一个对比评判——这个门诊的水平不如那个门诊。基于这种对比，患者就有可能回到我们的门诊。如果我们能够把患者就诊的每一个环节都执行到位，就能够打造与对手的差异化。

　　这种看似很小的差异化，实际上会带来结果的巨大差异。患者满意度提高了，门诊的业绩也会提升，下次再来和转介绍的概率就增大了，患者的忠诚度就会越来越高，门诊的口碑就会越来越好，门诊的客流就会越来越多，门诊的业绩就会越来越好，在行业中的竞争力就会越来越强。所以，在整个服务流程的打造上，我们要永远领先对手一步，不仅是流程的

设计上，更重要的是流程的执行，也需要我们投入很大的精力，只有流程真正执行到位，这种服务的差异化才能体现出来，才能在患者心中树立较高的标准。

（一）服务一致性

精益接诊流程，首先要解决服务的一致性问题。服务的一致性是患者认可门诊服务的基础条件。

为什么服务的一致性这么重要呢？患者来就诊时内心都有一个标准，有一部分患者内心的标准可能是模糊的，因为他还没有到其他门诊治疗过；还有一部分患者已经在其他门诊有过就诊经历，那么患者在另一家门诊就诊过程中的感受，就是他内心标准的一部分。

无论患者内心的标准是模糊的还是清晰的，我们都要明确在整个接待过程中，要想打造患者的高满意度，就必须做到各个环节都高于患者内心的标准，也就是高于竞争对手的标准。这包含两个方面：

一方面，患者在就诊的不同环节，体验到的服务是否一致。如果他在进入诊室前由前台护士接待的过程、在进入诊室之后和医生的沟通、护士的辅助治疗及他离开之后的整个环节，都让他感到舒适、满意，而且过程中每个人的行为都前后一致，这种满意度在患者心中也是不断加强的。

另一方面，患者在不同时间段就诊，体验到的服务是否一致。比如他这次来过之后，下一次又来复诊，那么他前后两次体验到的服务，包含服务的品质及服务的每一个环节也都是一致的，对于患者来说这种感受会非常好，满意度也会不断提高。也就是说，精益接诊就是要让整个接诊服务具有统一性，前后彼此有关联但又不浮夸；然后有深度，我们向下挖细节，将每一环节的服务做到极致。

在整个接诊过程中，我们发现这是一种团队行为，不是个人行为，只有整个团队有效协作，按照我们明确的标准去操作，才能打造出患者的高满意度。同时，这种标准也能够让每个细节无懈可击。

（二）差异化、品牌化的就诊体验

明确了一致性的基础要求后，接诊流程就要实现患者就诊体验的差异化品牌就诊体验。流程的设计和执行能够实现患者的高满意度，让患者记住这个门诊，进而实现患者的复诊和转介绍，整个流程都要紧紧围绕这个目标展开。这是精益接诊流程的灵魂，也是打造整个流程的首要目标。

从患者的角度讲，患者的理想就诊地可以从五个方面来衡量：诊疗技术（可实施的项目）、诊疗质量、服务、品牌和花费的总体成本。每一个门诊都需要在患者就诊过程中对这五个方面进行有效的植入。

从患者的角度讲，他们肯定希望给自己治病的医生是一个技术高超的专家，这样就可以保障患者得到最有效的诊疗。由此，接诊流程就要尽量将门诊和每一位医生的专长进行塑造，让患者了解他选择的门诊有多专业，给他诊疗的医生有多专业，这是患者满意的基本前提。

仅仅是塑造还是不行的，医生还要有这样的实力。患者通过诊疗质量来验证和确认门诊和医生的专业度。对于患者来讲，他们没有能力分辨医生的专业能力到底如何，但可以确定给自己的诊疗结果靠不靠谱。如果诊疗之后，问题依然没有解决或短期解决之后很快又出问题，那么这家医院的专业度一定是不高的。

事实上，并不是所有的诊疗问题都是技术问题。确实存在一定量的患者因为自身的操作不当造成问题，或者患者基于侥幸心理选择了有风险的方案，回去之后真的出现问题。为了不让患者误认为门诊的诊疗技术有问题，一般要在接诊流程中加入很多预知性的信息，让患者充分了解出现什么问题的原因是什么，如何通过有效的养护规避一些不必要的问题等。这样可以让患者对门诊的诊疗技术加分。

通过诊疗技术和质量的植入，解决了患者关注的基础性问题。前面提到，今天的口腔行业已经不是仅仅满足患者基本诊疗问题就可以的时代了！能让患者满意甚至惊喜的是这么专业的门诊和医生能重视我，主动服务我，细致地呵护我！这就需要在流程中植入医护人员对患者的服务。其中，前台和护士、助理是全情服务，医生是具有专业高度的服务。在流程设置过程中把握好这样的分寸，让服务成为医院差异化的核心加分项！

上述技术、质量、服务都会统一在一个信息里传递给患者，这个信息就是门诊的品牌！对于患者来讲，到门诊的就诊体验太细致，内容太多，很难完全记住。如果没有专门的设计，患者本能的习惯是记住给自己诊疗的医生，因为这是患者最关注的人。把所有的感受信息统一到一个核心点上，就容易记忆了，通过这样的方式才能有效打造出门诊的品牌，让患者记住门诊。

由于患者转换门诊的成本和风险很高，当患者习惯于到该门诊就诊，就会对门诊形成情感上的依赖。由此，锁定患者使之成为门诊的忠诚患者群。所以，接诊流程中要不断地植入门诊的品牌信息，最理想的结果是当患者走进这个门诊，只要感受到这种体验，立刻确定是我们品牌的门诊！

患者会将在门诊的就诊体验和自己的花费做一个对比，如果该门诊提供的就诊体验让患者觉得值，患者就不会轻易转换门诊了。如何降低患者成本将在后面详细论述。

把上述内容在精益接诊流程里进行无形的植入，让患者自然而然地感受到门诊的技术、质量、服务和品牌，认可门诊的性价比，打造出差异化的品牌就诊体验。

（三）最大化利用医生的时间资源

锁定患者，打造忠诚患者群是精益接诊流程的核心目标。同时，精益接诊流程还强调要用最小的成本打造，保证降低患者的成本，提高性价比。

前面提到，患者在诊疗上所花费的成本不仅是直接的经济投入，还有时间、遭受的痛苦、可能的风险等。从精益接诊流程的角度说，通过流程环节之间的衔接关系，让接诊过程中实现快速、无等待、无过度等浪费，尽可能降低所有患者的成本，让患者遭受最少的痛苦，面对最低的风险；通过有效的分工，让医助尽可能多承担诊前诊后的工作，最大化地利用医生的时间，从而降低患者的直接经济成本，最终实现性价比最高的诊疗服务。

（四）不断地优化接诊流程

精益接诊流程永远强调持续改善。

由于门诊的定位不同，接诊流程需要进行适度改善。一般门诊的定位有三种：领头羊定位、跟随者定位和细分市场聚焦定位。每种定位不同流程的要点略有差异。

● 领头羊定位更强调诊疗技术和品质优势，因此，在流程中一定要强化技术和品质优势，从而支撑门诊的品牌高度。

● 跟随者定位强调性价比，尤其是价格优势，因此，在流程中要体现门诊关注患者的经济投入，帮患者省钱。

● 细分市场聚焦定位强调在相关领域的专业度及服务的针对性，从而支撑品牌的聚焦战略。

门诊的发展阶段不同，需要的流程也略有差异。一般而言，连锁门诊与单门诊的流程就有所不同，连锁门诊可以在流程中强化连锁数量以支撑品牌实力和形象；如果连锁门诊是中心门诊加卫星门诊模式，接诊流程的核心点就变成卫星门诊对中心门诊的患者引流过程了。

我们有一个项目，所在地区属于三四线城市，原本只有一家500平方米左右的门诊，是比较大的店了，吸引了一些相对高端的患者，尤其是做一些种植、正畸大项目。

我们进驻之后在分析门诊患者状况的时候，发现一些做基础治疗的患者基本都是住在周边的患者，这里面就会有一个风险，住在其他地方的一些患者在做基础治疗时，会不会因为基础项目治疗比较满意同时在那个门诊把其他的项目也做了呢？我们又走访了其他门诊，发现这种状况确实会出现，而且量很大。所以，我们建议客户再开几家规模小一点的门诊，可以通过基础项目的治疗把有大项目需求的患者导流到那家大的门诊。

这时候业务发生了一些变化，流程也要做相应的调整去实现预定的目标，比如基本的迎宾接待，以及后面接诊后的转诊等怎么实现，都是通过流程的优化和升级实现的。所以，周边的这些小门诊也很快得到了患者的认同。这个口腔门诊在当地成为不可撼动的龙头品牌。

一家口腔门诊的成功，不仅仅是因为流程，上面案例的口腔门诊还做了很多动作，流程是最基础的环节。通过设计科学的接诊流程，让全体医护人员都能聚焦为患者创造差异化的品牌就诊体验，打造门诊忠诚的患者群。

精益接诊流程是如何运作的，下一节将详细介绍，为大家分享一下流程落地的核心要点。

第二节　精益接诊流程设计与落地

前面已经讲过，精益接诊的首要原则就是要让患者在就诊过程中实现高满意度，从而让患者愿意多次消费和为我们转介绍。门诊常常把业绩压力集中到医生身上，只有当患者对整个就诊过程十分满意的时候才能促进成交，实际上患者的满意度是由接诊过程中的一系列相关人员的行为决定的，所以要想实现患者的高满意度，必须由前台及医护团队共同协作完成。

我们将精益接诊的流程划分为就诊前、就诊中和就诊后三个阶段，基于每个阶段设立不同的目标来共同支撑精益接诊的整体目标。当各阶段的目标实现了，那么整体的目标也就实现了。接下来我们将以新患者的就诊过程为例，向大家具体展示如何通过三个阶段实现精益接诊的最终目标，我们只把一些核心点向大家做展示，根据每家门诊不同的状况，可以增加细节并做相应的调整，门诊自己优化流程时可以选用标准的流程图展示形式，这里就以内容为主，形式简化了。

一、精益接诊流程第一阶段：就诊前

阶段目标：让患者能够舒适放松，对医生的接诊治疗有所期待。

执行人：前台护士。

就诊前流程：如图 3 - 1 所示。

（一）迎宾接待

患者带着病痛进入门诊这个陌生的环境，内心是局促不安的，此时如果前台能够贴心地上前迎接，患者就会感觉得到了关注，患者内心的无助不安就会得到舒缓。对于前台护士，一方面要注意自身的着装和礼仪规范；另一方面要关注服务细节，假如前台有两人，其中一人站在外面，看

- 单位名称：XX口腔医院
- 流程名称：接诊流程
- 流程编号：CT-HR-18【0809】-06号
- 流程负责部门：行政部
- 流程参与部门：医务部、护理部、行政部等涉及人员部门

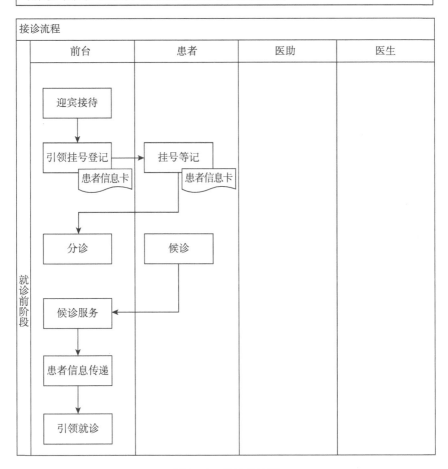

图 3-1　就诊前流程

到有患者来时及时帮患者开门，遇到年老不便的患者上前搀扶，雨雪天气帮患者放雨具等；当患者距离前台1.5~2米时，前台起立迎接，面带微笑与患者有眼神交流，声音自信亲切，"您好，XX 口腔全体专家竭诚为您服务"。通过迎宾接待环节给患者留下良好专业的第一印象，使患者内心的焦虑得到缓解。

（二）引领挂号登记，了解主诉需求

患者来就诊，内心是急躁的，什么时候可以治疗？该怎么治疗？能够尽快消除病痛是他最关注的，此时需要尽快引导患者到前台登记，了解患者的主诉需求，患者诉说的过程中要给予足够的表达空间，满足患者的倾诉欲，认真倾听并给予情感安抚。前台虽然不要求像医生那样精通专业技术，但也要在前期有一定的培训，必须了解口腔基础知识，熟悉牙齿的构造、病症的分类表现、成因及基本的治疗方法。前台与患者沟通时，要对病症和轻重缓急进行分辨，清晰地解答患者的疑问。登记资料卡时，患者的焦躁情绪可能会使他没有耐心，那么我们需要视情况帮助患者填写资料卡，通过一些技巧像正常沟通一样了解患者的信息，比如"从您家到这边交通方便吗？您身份证上的地址和现在的实际居住地一致吗"；询问 2~3 个问题之后有一个缓冲的环节，避免让患者有压迫感，比如"您别太担心，我了解一下您的基本情况，这样医生就可以快速帮您诊断治疗了"，要让患者知道为什么要填写这些信息，感觉医护人员是为自己好，而不是有个人隐私被暴露的感觉。

（三）分　诊

患者都想让最专业、最负责的医生为自己治疗，前台根据患者的病症和轻重缓急进行分诊，核心要让患者知道给他推荐的医生是最能够治疗他的病痛、帮他解决问题的。前台要熟悉门诊的项目分类，能够给患者介绍清楚项目的特色及门诊医生的专业擅长等。如果门诊都是全科医生，在塑造医生的专业时要体现医生是一专多能的，既体现针对患者病症的强项，又不失其他方面的专业。不能单纯强调医生在某一方面是强项，比如"张医生是种植牙的专家"，假如后续医生给患者检查发现其他要治疗的问题，患者就会想这位医生在这方面不擅长，是不是可以换个更专业的医生治疗？所以，在分诊环节要掌握一定的技巧，让患者相信在这里有位医生专家能够帮自己解决问题，打消患者内心的疑虑。

（四）候诊服务

引领患者候诊时，患者也是忐忑不安的，要等多长时间？会不会很疼？要花多少钱治疗？所以，前台在引领时要尽量给患者安排一个比较安静舒适的空间。假如有很多人候诊，要尽量保证患者与患者之间有间隔，这样患者

就会有一个独立的空间，然后给患者倒一杯水，并给予情感安抚，告诉患者等待的时间，"您在这边休息一下，王医生给现在这位患者治疗完马上就会给您治疗，需要 5 ~ 10 分钟，王医生人很好，您就放心吧"，从而舒缓患者焦虑的心理。

（五）患者信息传递

我在很多门诊都见过一种现象：到前台登记时被问牙怎么了、疼多久了等；拍片，再被问一次；如果有咨询师，被咨询师再问一次；进入诊室医生再问一次。患者会不会崩溃？如果是牙齿疼痛的患者就更焦躁了，引发冲突都是可能的；如果是来咨询正畸等项目的患者，对这件事的热情在对第一个人详细倾诉时就被消磨殆尽了，再也不想多说话了，所以见到医生时，所有的不满情绪都会发泄在医生身上，医生还怎么往下进行。我们应该做好患者信息的传递，可以用纸质的方式传递，也可以在软件系统里传递，让需要了解患者信息的每一个环节，能第一时间接收到患者的信息，这样医生见到患者的时候很多信息都已经知道了，可以见到患者直接讲："这颗牙疼了 3 天了？真能忍呀，快，我来看看!"患者会感觉医生既有亲和力又有点幽默，距离就拉近了。

（六）引领患者进入诊室

当患者没见到医生时，其他人对医生的态度会影响患者对医生的评判，即使患者当时不会做出特别大的反应，但是潜意识里会贬低对医生的评价，认为医生是不专业的，不能够帮自己治好病。前台引领患者进入诊室时除了要符合引领的礼仪规范，还要体现对医生的尊敬或者崇拜，比如"王医生前段时间刚参加完口腔行业专题研讨会议，他是我们院里的红人，很多患者都是他的粉丝，给他送锦旗，他每天都很忙"，不用夸张，把医生的优势用其他人的例证辅助验证，或者从侧面衬托医生的专业高度。当患者感受到前台的态度后就会认为这位医生特别厉害，觉得很幸运能够遇到这样的医生，也会非常期待医生的接诊。进诊室前轻轻地敲门，医助上前接待并告知医生马上过来，前台要给医助简单介绍患者，然后转向患者"张姐，这是王医生的助理李护，您就放心在这里治疗，有什么问题尽管告诉她，我先出去了"，让患者感觉前台和医护间的工作交接周全，提升患者的安全感。

二、精益接诊流程第二阶段：就诊中

阶段目标：通过医助和医生的有效配合，让患者得到更恰当的治疗和更贴心的服务。

执行人：医助、医生。

就诊中流程：如图3-2所示。

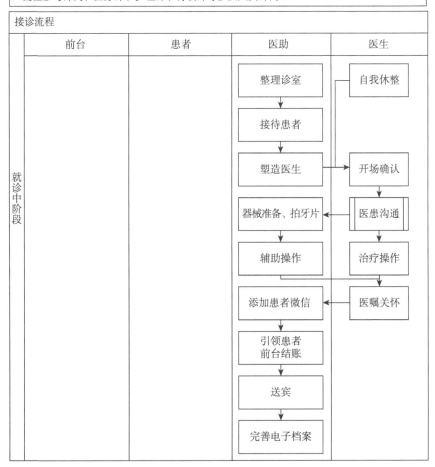

·单位名称：XX口腔医院			
·流程名称：接诊流程			
·流程编号：CT-HR-18【0809】-06号			
·流程负责部门：行政部			
·流程参与部门：医务部、护理部、行政部等涉及人员部门			

图3-2　就诊中流程

（一）整理诊室

口腔疾病治疗的过程中容易导致交叉感染，患者对于就诊过程中的卫生清洁和安全问题同样关注。上一位患者治疗结束之后，医助要将诊室打扫干净，常规诊疗器械归位，清理一次性医用垃圾、漱口池等，做到患者视线范围内没有上一诊疗过程留下的垃圾污渍，卫生细节到位；非一次性用品统一回收消毒，准备新的一次性器械盒，让患者进来之后感觉这个诊室好像就是专门为自己准备，对接下来的诊疗过程绝对放心。

（二）自我休整

患者在见到医生之前，经过前台的一番塑造，对医生充满了期待，希望医生是专业认真、精神饱满的。医助在整理诊室的同时医生进行片刻的自我休整，把每个患者的接待过程都当作是一次全新的开始，医生每天不断地接待患者，每接待一个患者都要从上一个患者的治疗和沟通中走出来，医生可以走出诊室进行身体活动调整状态，整理仪容仪表，有个小小的重新进入诊室的仪式感。

此阶段最关键的还要通过电子档或者纸质的表单提前了解患者的信息，为接下来诊疗期间的沟通和治疗方式提前梳理思路。这就是我们强调的门诊要保证患者的信息能够及时准确地传递到相关医护人员手上，让患者在就诊的过程中感受到门诊流程管理的规范高效及医护人员的人性化关怀，我们的提前准备和考虑周到超出患者预期。

（三）接待患者

当患者怀着紧张又期待的心情跟随前台来到诊室时，前台和医助要有一个交接。医助亲切迎接患者，帮患者把包或外套放进柜子里。如果没有柜子，要把患者的随身物品放在他能看到的地方，让他放心；然后安抚患者的情绪，让患者稍坐一下不用紧张，等一下医生就会过来帮他检查治疗。除此之外，还包括对器械的无菌展示及诊疗过程中注意事项的提醒，语气自然温和："李姐，一会儿王医生就会过来，这些诊疗器械都是一次性安全卫生的，放心，王医生看牙很温柔的，等下检查或者治疗过程中如果有不舒服您左手示意一下就行"，帮患者带好一次性口巾，在医生来之前就先把这些准备工作交代清楚，解决患者的问题，让患者能够全身心地投入与医生沟通治疗的过程。

（四）塑造医生

患者在就诊前就已经听过前台对医生的塑造，此时医助再次塑造时不要直白、夸张地称赞医生，让患者感觉太刻意，要从侧面衬托医生的专业高度，比如"王医生这两天比较忙，前段时间去外地开会了，一批老患者排队等王医生治疗"；当医生进入诊室时，医助要起立迎接医生，并向患者介绍医生"李姐，这是王医生"，给医生递上一次性手套，帮医生拉椅子，从言行举止中让患者感觉到对医生的敬重，从而提高医生在患者心中的地位。

（五）开场确认

经过就诊前前台和护士的一番塑造，此时患者内心对医生的期待是非常高的，医生要根据之前对患者信息的了解，直接把患者的病症信息说出来跟患者确认："您左上方这颗牙疼对吗？"这会让患者有种惊喜的感觉，本来只是听说医生的专业技术很强，没想到医生在没见到自己之前就已经了解了情况，完全超出了患者的期望标准，这是让患者对医生产生良好的第一印象及得到认可的关键，也会让患者感受到门诊的信息交接高效和管理流程规范，进而提高了对门诊的满意度。

（六）医患沟通

简单的开场寒暄之后，进入医患沟通环节。这是非常重要的环节，是影响业绩的关键决定性因素，所以专门用一个章节进行重点分析讲解，此处就不再详细分析。医患沟通的过程，实际上是让患者对医生的专业技术和诊疗过程高度认可，基于较高的满意度而选择在这治疗。重点就是要做到让患者感觉医生是从患者的角度出发，为了实现患者的利益最大化，帮助患者解决问题的。

（七）诊疗器械准备

为了提高接诊的效率，也为了体现医护配合的专业默契，医助要根据医生与患者沟通的进度内容，补充准备诊疗的器械，不能等着医生嘱咐需要准备什么再去准备；当患者需要拍牙片或 CT 时，医助要引领患者去拍，有的患者对此比较畏惧，有的患者认为拍 CT 对身体非常不好，要注意安抚患者的情绪，给患者讲解清楚需要拍 CT 的原因，扭转患者不正确的想法，并辅助患者穿戴好防辐射服；因为拍牙片时患者的表情会显得狰狞，所以要注意巧妙地缓解患者的尴尬情绪，可以开玩笑"是不是觉得拍牙片的时候好像小时候扮鬼脸"，让患者在放松自然的状态下完成拍片。

（八）治疗操作

当患者躺在牙椅上接受治疗时，会感到被动或恐惧不安，时刻想知道医生操作到了哪一步，还有多长时间能操作完。同时，口腔还会有酸痛不适的感觉，有时面部还会沾有水渍，感觉很煎熬。医生在操作前，要先动口再动手，告诉患者操作的流程、提醒患者有可能感受到的酸痛等，然后动作轻柔，帮患者治疗，比如"我现在要给你打麻药了，可能会有一点点酸疼，我打麻药的技术超好的，放松点"；操作过程中时刻关注患者的感受，根据操作进度阶段性地告知患者操作到了哪一步，还需要多长时间就可以操作完了，让患者踏实安心，感受到被重视和关怀。

前台和医生都在塑造医生，医生接诊就要更具亲和力，这样患者会觉得这么专业的医生还这么有亲和力，就有可能成为这个医生的粉丝。

（九）辅助操作

患者在治疗时很煎熬，医助要高度集中注意力，准确恰当地传递器械工具，及时调节医用灯，保证医生的视野清晰和患者的视线舒服；及时吸唾清洗患处，以免患者干呕或者呛水；当患者吐口水时及时递纸巾，减轻患者的狼狈感；配合医生安抚患者的情绪；当医生操作完之后，医助要及时调整牙椅，保证患者与医生能以舒服的姿势进行沟通；协助患者整理衣物或发型、妆容，诊室最好要配备镜子，方便患者和医护人员整理仪容仪表，当患者从牙椅上下来时注意小心搀扶患者，让患者从服务的细节中感受到人性化关怀。

（十）医嘱关怀

患者在治疗时感受到医护人员的细致贴心，医嘱关怀是让患者在此基础上感受到附加价值。一方面医生要用通俗易懂的语言给予患者专业上的医嘱，帮助患者尽快恢复，避免感染。提前告知可能会出现的不良反应，使患者能够提前知道可能出现的反应，面对不良反应就不紧张了。另一方面，医生要给予患者情感上的关怀，让患者感觉被医生重视，心理得到极大的慰藉。除此之外，医生作为专业性极强的职业，可以给患者提供一些日常身体保健或疾病预防的小技巧，与口腔治疗无关或者与利益无关的，让患者感觉到医生的用心，比如"大爷，您平时多晒晒太阳，补钙，这样身子骨更硬朗"。对于日常简单的刷牙或口腔护理方法，可以由医助告诉患者，医生可以休整准备接待下一位患者。

（十一）添加患者微信

患者治疗完之后，医助要用诊室的专用微信号"XX医生助理"添加患者的微信，告诉患者加微信的目的是为了方便后续提醒患者复诊，跟进患者的治疗效果，以及在患者遇到问题时及时帮助解决，避免让患者感觉是为了推销广告等给他带来困扰，比如"李姐，我加一下您的微信，您回去之后注意休息，避免辛辣刺激的饮食，我这几天也会关注您的情况，您有任何问题都可以在微信上跟我联系或者打电话"，让患者感觉服务的贴心和负责。

（十二）引领患者前台结账

患者治疗完，医助帮患者整理就绪之后引领患者到前台结账，遇到有年纪大不方便的患者，医助要协助患者办理结账手续，避免让患者一个人长时间的等待，遇到问题时也有医助帮忙解决；有患者赶时间赶行程，要帮忙快速办理手续，帮其查询快捷路线，让患者感觉到服务的温馨体贴。

（十三）送　宾

所有手续办理完之后，医助送患者离开，再次温馨提醒患者复诊时间及注意事项，告诉患者有问题及时联系；帮患者检查是否遗漏个人物品等；遇到雨雪天气及时给患者准备雨具，提醒患者路上注意安全；年纪大的患者行动不便时要帮忙联系家属或者帮患者叫车；若患者有需要时也可给患者提供美食、购物等推荐，让患者对于门诊整体的服务感到有额外的收获和惊喜，为体现服务的一致性，前台人员在送宾环节也要有所表示，使患者的满意度大大提高。

（十四）完善电子档案

患者离开之后，医助要完善患者的电子档案，包括患者的性格偏好、消费认知、消费潜力等，为后续的回访或患者复诊做铺垫，使整个接诊过程画上圆满的句号。

三、精益接诊流程第三阶段：就诊后

阶段目标：让患者感受到持续的细致服务，当患者有需求时会在第一时间想到我们。

就诊后主要分为三个方面：

一是跟进治疗效果。患者在治疗之后可能会有肿痛或者口腔异物感等不良反应，为避免患者产生医生治疗不当或者治疗效果不佳等负面想法，医助要根据病症及时跟进患者的治疗效果，针对患者的疑问及时给予解答，打消患者内心的疑虑，提醒患者复诊时间和就诊注意事项。

二是日常口腔护理提示。当患者治疗完之后，医助要按周期定期提醒患者注意防范口腔疾病，提升患者的口腔保健意识。当患者出现口腔疾病困扰时提供居家处理方法，帮患者预约安排就诊，让患者的病痛及时得到防范和治疗，同时让患者感受到门诊服务的一致性和体贴周到。

三是生日或特殊节假日问候，以及门诊不定期活动的分享邀约。区别于前两个方面，在患者生日或特殊节假日的时候给予真诚的问候，让患者感觉到惊喜，有利于加深患者对门诊的印象；当门诊开展活动时，比如针对家庭口腔保健的特惠活动，可以主动分享邀约患者，当患者有需要时及时联系门诊，提高患者对门诊的认知。

四、流程落地执行与说明

从门诊的角度讲，理解精益接诊的价值和操作是容易的，难的是如何落地流程。根据多年的咨询经验，笔者总结流程落地的核心并不在于培训，而在于培训之后的练习和试运行。

（一）培训、模拟、PK

流程在正式执行之前，需要先通过培训解决医护人员认知的问题，让医护人员知道具体的流程步骤是什么，以及为什么要这样做，同时有利于医护人员的思想与流程设定的理念一致。

医护人员有了基本的认知不代表具备了这种操作能力，而能力的培养实际上就是建立医护人员习惯的过程，首先通过不断的模拟和重复练习让其养成行为习惯，遇到某一情境就会自然而然地做出对应的行为反应。在这个过程中，也可以运用 PK 的方法在团队中树立榜样，提高榜样自身的执行动力，同时激发其他医护人员的竞争学习意识。比如针对前台接待环节可以设立"接待标兵"，制定评选标准，每周或每月评选出优秀医护人员榜样或者分小组进行 PK。

通过先培训认知，再模拟演练形成习惯，然后通过 PK 或树立榜样就可以一步步推进流程落地。

（二）试执行与优化

任何流程设计出来都不是完美的，从流程本身和医护人员与流程的磨合都需要一个过程，就是要有一个试运行和不断优化的过程。

在流程试执行期需要对执行的过程进行跟踪，流程的执行人要善于发现和总结流程中的问题，并及时反馈给相关负责人；而负责流程执行跟进的部门要随时查核记录流程执行中遇到的问题，包括流程步骤是否可以进行优化、是否能够提高接诊效率、是否存在资源浪费等情况，整体遵循我们前面所讲的 SDCA 和 PDCA 精益改进方法。

首先，根据流程及目前的接诊情况，制订具体的执行计划；其次，在此过程中持续跟进和反馈问题，找出问题点及可优化的地方，然后针对问题点和可优化的地方制定具体的改善策略，在此基础上再制订具体的执行计划，查核反馈问题，寻找可优化的点，形成一个新的升级版的流程。如此不断循环，实现螺旋式的上升，使流程越来越完善。

（三）流程说明

流程说明是针对流程中的每一环节每一步骤的细节操作说明，包括操作步骤、操作要点、操作原理、流程的执行人及对应的参考话术。其中，操作步骤是针对整体流程的步骤分解，例如前面讲的接诊前阶段流程，总共分为 6 个步骤；操作要点是针对操作步骤需要特别注意的关键点，是流程执行人在执行该步骤时必须要做到的；操作原理是解释为什么要注意规范前面的操作要点，便于执行人理解并实现流程想要达到的效果；执行人就是对应操作步骤的操作人；参考话术则是针对该步骤的操作要点，以及想要实现的目标而制定的可供参考使用的话术。如表 3 - 1 所示。

表 3 - 1　XX 流程说明

序号	操作步骤	操作要点	操作原理	执行人	参考话术
1	迎宾接待	（1）整洁规范的着装礼仪形象 （2）面带微笑，帮患者拉门 （3）患者距离前台约 1.5 ~ 2 米时起立迎接	前台和迎宾人员是一个门诊的门面，决定着患者对门诊的第一印象，同时有利于缓和患者内心的焦虑不安	前台	您好，XX 口腔全体专家医生竭诚为您服务
2	……	……	……	……	……

通过流程说明，我们为流程步骤设定了清晰具体的操作标准，使流程涉及的相关人员分工明确，知道每一步骤是什么、怎样做及为什么要这样做，还要建立相应的制度规范流程。当人们已经习惯了以往的工作方式，面对新的且需要改变习惯的方式时，很难主动走出舒适区去适应新的模式，从而导致流程执行不到位甚至不执行，所以绝不可以把流程的良好运行寄托在医护人员的自动自发或自觉性上，除了要有明确清晰的流程说明，还需要配套相应的制度来保证流程的规范执行，通过有效的监督和有力的奖惩，对做得好的医护人员给予奖励，提高医护人员执行的动力，对做得不好或没做的给予相应的惩罚，增加医护人员的压力。制度的建立有利于跟进流程的执行效果，及时反馈并纠正流程执行中的问题，也为流程的不断优化提供依据。

流程制度规范包括流程执行跟进部门、流程制度适用对象、生效日期及具体的制度规范。其中，流程执行跟进部门是指在流程下发执行期间，负责跟进查核流程执行标准情况的部门；流程制度适用对象是指本制度适用的对象范围，主要是跟流程执行相关的前台护士、医助和医生等；生效日期就是指该制度的正式生效时间；具体的制度规范是指针对流程执行情况的考核规范，根据流程执行中的关键指标设定明确的奖惩机制，也可与绩效考核相结合。如表3－2所示。

表3－2　XX流程制度规范

流程执行跟进部门： 流程制度适用对象： 生效日期：	
流程制度相关准则	
第一条	流程执行规范与绩效考核挂钩，凡是在执行过程中被评为"优秀标兵"的员工，均可在绩效考核中增加5～10分；凡是在执行过程中被记过或故意违反流程规范的人员，会在绩效考核中扣减5～10分
第二条	……
……	……

第四章

顾问式医患沟通模式

口腔门诊要有标准，除了行为标准还要有思维标准，什么是思维标准，又为什么要有思维标准呢？这个思维标准就是销冠医生的服务思维，也就是这章要讲的顾问式医患沟通模式。我们知道精益思维要求零浪费、低成本、高效率，那么在医患沟通中怎样才算符合精益要求呢？就是让沟通过程有效，怎么衡量？短期用患者的成交率和客单价来衡量，长期用复诊率和转介绍来衡量。

第一节　诊疗技术是基础，医患沟通是关键

从患者的满意度和医生业绩的角度考虑，到底是诊疗技术重要还是医患沟通重要呢？其实他们并不是二选一的过程，而是一个配合实现的过程，我们的经验是诊疗技术是基础，医患沟通是关键！

很多医生的技术不错，但是患者就是不认可，业绩也总是不尽如人意。患者来看牙不就是能治好就行了吗？真是这样吗？医生确实是用专业技术帮患者解决病痛，但怎么让患者认知到、感受到技术的精湛同样重要。另外，仅仅治疗患者的病痛在今天已经不够了，患者还有很多感性的需求需要医生和门诊去满足，否则患者看不到医生的能力，感受不到医护人员的关系，患者就会不满。事实上，医患沟通能力成了很多医生技术展示和服务患者的障碍。

一、患者到底是如何流诊的

医患沟通的状况是什么样的呢？我们把每个项目的医生未改善前接诊视频进行统计、分析，可以把医患沟通能力大致分为三个级别，用补牙的案例跟大家做个展示。

初级

医生："牙怎么了？"

患者："这颗牙之前补过，应该是材料掉了。"

医生："我看看，嗯，是掉了，补上就行了，有200元、300元、500元的材料，补什么样的？"

患者："300元的吧。"

中级

医生："坐这里，牙怎么了？"

患者："这颗牙之前补过，应该是材料掉了。"

医生："我看看，嗯，是掉了，补多久了？"

患者："好几年了吧，我也不记得了。"

医生："疼不疼？"

患者："不疼。"

医生："不疼的话，补上就可以了。"

患者："好，多少钱？"

医生："有200元、300元、500元的材料，这颗牙你补好一点的吧，200元的是普通玻璃离子，就是一般的材料；300元的是树脂材料；500元的是最好的3M树脂材料，比较耐用、牢固性好，你就补500元的吧。"

患者："行。"

高级

医生："住在附近吗？等多长时间了？来，坐这里，我看看，这颗牙补的材料掉了，是吧？"

患者："对，医生，左边下面这颗，之前补的掉了。"

医生："我看看，别紧张，嗯，是掉了，掉多久了？"

患者："掉了两三天。"

医生："疼不疼？"

患者："不疼。"

医生："来得很及时，这颗牙补上就行了，我再检查一下其他牙齿，牙齿保护得还不错，除了这颗牙，旁边这颗也有点龋齿了，看着很小，你来看一下，对，这个黑的地方，浅龋，要防止它越坏越大，这么小，堵上就可以。"

患者："多少钱？"

医生："第一颗用500元的材料堵吧，结实、耐用，不然每次掉都要再磨一点牙，好的材料能多用几年。也有200元的，我不推荐你用，材料太差了，后面这颗用300元的就行，洞小。"

患者："行。"

案例里，初级的医生是我们遇到最多的，占60%～70%，这是典型的自助式诊疗，医生就像自助餐厅里的服务人员，让患者自己选择，跟医生没有任何关系，医生也不需要承担任何责任。医生不对患者承担责任，患者没有任何保障和安全感，那么患者自然不会选择这样的医生，因为医生的价值无从体现。

我们还曾遇到一位患者去门诊咨询正畸，医生看到口腔里有一颗牙齿缺损，问患者："你就做正畸吗？那个牙齿缺损你打算怎么办？"患者听了气不打一处来，说："我要知道怎么办找你干什么？"随后起身离开了。

一个不想对患者负责任的医生是无法获得患者的尊敬的，所以我们看到这些初级的医生其实在浪费门诊的资源，无形中损失了大量的业绩。

中级的医生能占到30%～35%，服务态度不错，也仅仅是更细致、更有耐心一些。高级的医生 5% 左右，尽管第三个级别的医生也不是最理想的医生类型，但他已经有意识去挖掘顾客的需求，单单从客单价的角度考虑，他已经是初级的两倍多。

很多门诊的医生都处在初级，有一两个中级的医生就不错了，有些门诊之所以能盈利不是自己做得好，而是因为对手太弱了。

二、医患沟通不足是门诊最大的隐性成本

门诊的大部分医生都是初中级的医患沟通能力水平，不能把握患者的去留机会，更遑论高客单价了，这样的接诊方式会带来很多不良反应。

首先，高端患者流失严重。对于高端患者或者有潜力做大项目的患者，他们本身对治疗抱有较高的标准和期望，门诊医生不能满足他们的治疗期望，就会选择到其他能够提供高服务水平和治疗水准的门诊。同时，这类患者往往具有较高的消费能力，或者比较容易提高口腔健康意识，虽然数量不多，但却是门诊利润创造的中坚力量。如果门诊只能接待一些低端的患者，低端患者的消费能力低，消费意识参差不齐，医生需要花费大量的时间提高患者的消费意识，但花费了大量的精力和资源，却只能创造较低的客单价，门诊的经济效益和经营利润也难以保障。

其次，专业医生稳定性差，门诊发展受限。由于医患沟通能力的不足，大部分普通医生没能建立自己的患者群，医生价值感缺失，甚至有一部分医生对于门诊和个人的发展丧失信心。专业技能较强的医生会觉得自己的业绩支撑了门诊的运营，久而久之就会膨胀，认为这个门诊靠自己才能盈利，要么在门诊耀武扬威，难以管控，要么选择离开单干。留下来的很有可能是技能偏弱或缺乏上进心的平庸之辈，门诊没有了核心骨干人才的支撑，既难以吸引其他人才进入，也难以培养新的优秀骨干医生。

门诊既没有稳定的客流和大项目的收益，也没有支撑门诊运转的人才梯队，最终会导致门诊发展受限甚至倒闭。为什么在现实情况下，有些门诊存在这样的问题还维持着经营，因为口腔行业还处于红利期，口腔市场的供应还不饱和，虽不能创造非常大的利润，但需求缺口仍能让一部分门

诊维持现状。一旦进入行业的淘汰期，就会有大批门诊面临倒闭。

三、医患沟通问题的根源在哪里

只有让患者不满意的门诊，没有不想治疗的患者。不买东西，也可以去逛商场，但是患者一定是有需求才来门诊。患者来就诊，没有接受治疗就走了，或者来了一次就再也没来过一定是不满意，很多门诊里销冠医生和普通医生的业绩差距在3～5倍，甚至更多，所以很多口腔门诊花费大量精力、成本引流，都被那些普通医生浪费了。对比发现，销冠医生和普通医生最大的差异就是医患沟通能力。

既然医患沟通那么重要，很多院长也开始意识到问题的严重性，并采取很多措施试图扭转医患沟通的局面，他们都用了哪些方式呢？

• 强化医患沟通的意识。之前每周开会讲技术，现在每周开会强调医患沟通，通报谁又出现了几起患者投诉。这种方法确实提高了医护人员对于医患沟通的重视，就像门诊刚提出的一项制约制度一样具有警戒性。但是在实际接诊过程中，医生已经习惯了原来的接诊模式，患者来了就看病、给方案，然后给患者治疗，注重医患沟通成了口号。

• 优秀医生分享。既然强调意识不能把改善医患沟通落到实处，有些门诊便从医生里挑选销冠榜样进行分享。在这种举措下，销冠医生的工作业绩确实激发了一批医生学习医患沟通的动力，但当销冠医生分享完自己的接诊沟通方法后，普通医生认为自己和销冠医生的做法如出一辙，并没发现其中高明之处。患者千人千面，即使销冠医生分享了很多沟通方法，但普通医生在面对不同的患者时，还是不知道该如何针对性应对，顺利与否只能看运气。

• 配置咨询师岗位。有些门诊也通过配置咨询师岗位改善医患沟通困境，咨询师的工作几乎涵盖了与患者沟通的所有工作。在患者见到医生前，咨询师会对患者的口腔疾病进行初步检查，了解患者的基本需求、消费潜力和治疗预期等，医生只负责会诊出方案和治疗，极大地减轻了医生的工作压力，提高了医生的接诊效率，也使患者沟通落到具体的责任人。由于咨询师不具备医生的专业能力，容易让患者产生质疑，对医生的治疗方案提高防备心理，提高了医生的工作难度。同时，配置咨询师也加大了门诊的成本支出，而且咨询师与医生也需要长时间的磨合才能有效配合。

这些方法并没有取得好的结果，原因在哪儿呢？我们通过下面的案例分析一下：

有一位60多岁的阿姨平时在王医生那里看牙，王医生的评价是这个患者不重视牙齿，牙不坏也不修，修还用最便宜的材料，牙周也不好，后面缺了2颗牙也只是做了活动义齿。因为阿姨的活动牙总是不舒适，所以来门诊调过好几次，门诊的人都认识也知道阿姨不舍得花钱看牙。

巧的是一次这位阿姨突然牙疼了，所以也没预约就直接来门诊了，王医生正好休息不在，导诊就安排了李医生来为阿姨诊治，李医生诊治完，带着阿姨到前台，阿姨刷了3万多元，说要做种植牙，而且还说听医生的先做牙周治疗。

阿姨离开后，大家纷纷围到李医生身边询问是怎么改变患者的，李医生耸耸肩表示也没做什么特别的事，就是正常接待的。有好事者申请把诊室的录像记录调出来，大家才发现，阿姨的经济状况特别好，自己也不是没文化的人，就是以前觉得老了都是这样，牙都得没，她的妈妈也是这岁数牙都掉得差不多了，自己还算好的。李医生给她讲牙齿的护理知识时，她才知道原来现在已经这么先进了，很多问题都是可以解决的，而整个过程李医生并没有推销也没有把问题夸大，两个人完全在轻松地聊家常的过程中就达成了一致。

在这里，真正的销冠医生所具备的特质就是在面对患者的过程中，在润物细无声中就把信息搜集了并且观念也渗透了，对于患者的行为细节和需求偏好的表现都能准确捕捉到，并能立刻化为有效的客户应对策略，这是销冠医生的一个本质特征。

普通医生也会在服务客户的过程中接触到很多信息，但这些信息没有经过有效的处理，所以医生根本无法在纷乱的信息中找到科学的应对方式，结果机会就被浪费了。

事实上，通过有效的方式收集客户信息并进行梳理，从而彻底了解患者，并能有针对性地给患者提供处置方案和沟通过程，是一种思维能力。这种思维能力是很多门诊销冠医生和普通医生的核心差距，如图4-1所示。

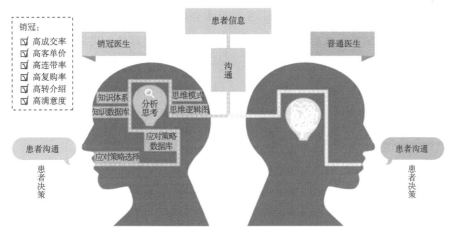

图4-1　医患沟通能力的核心差异是思维差异

面对同样的患者，接触的信息相同的情况下，优秀医生能在与患者沟通的过程中有效挖掘患者的需求、捕捉患者的情绪变化和敏感点，并抓住时机采用合适的方式与患者沟通。而普通的医生在接收信息后，没有分析患者的需求和行为细节的意识，即使看了优秀医生的方法，也不知道如何恰当地运用。只有把看不见的思维转变成看得见的可复制的标准化工具，才能让普通医生真正掌握这种能力，才能从根本上改善医患沟通问题。

四、抓住根源、抓住业绩

了解了销冠牙医与普通牙医的核心差异在于思维之后，我们又该如何彻底解决问题，批量培养具备医患沟通能力的医生呢？

（一）普通医生几乎不能自主改善自身的医患沟通思维

为了让口腔门诊家们理解这个问题，我们先来看一个案例：

我们有一个客户，他的门诊的一个销冠医生的业绩是其他医生的9.5倍，其中有位医生的诊室在销冠医生的旁边，于是在销冠医生接待患者的时候，他就去扒门缝看，结果销冠医生从诊室的镜子里看到门缝里有一双眼睛吓了一跳，还好患者正仰躺在牙椅上，看不到门口的情况。销冠医生就打开门问道："怎么啦？有什么事？"门口的医生说："我想看看你是怎么接待患者的，学习一下。"销冠医生很乐于分享，说："那你进来吧，咱俩一起接待。"这位医生跟着销冠医生学了14个月，最开始的一周天天都去，后来就一周去一两次，再后来一个月去一两次，14个月过去了，两人业绩还是9.5倍的差距。大家就很奇怪，问他这14个月都学到什么了？跟着销冠医生学习的医生愤愤不平地说："要么是老板给他的单子多，要么就是他特别幸运。他和患者说的话，我也说过，真没觉得他有什么特殊的。"

通过这个案例，我们可以看到普通医生即便跟着销冠医生一起接待了患者，他还是不知道为什么要对这个患者这么说，对那个患者那么说。所以，同样的话在销冠医生那里有针对性地说就是有价值的，而普通医生面对患者泛泛地说就没有价值。那个普通医生根本不知道销冠医生成为销冠医生的核心点。所以，即使投入学习，也一无所获。

同样的道理在千千万万的口腔门诊上演，绝大多数口腔门诊的销冠医生和普通医生是在一起工作的，销冠医生并没有刻意把自己的服务过程隐藏起来，事实上也做不到。但和销冠医生一起工作的医生，多少年后能通过这样的方法成为销冠的医生凤毛麟角。

（二）普通医生学坏容易学好难

大部分普通医生非但没有成为销冠医生，反而把销冠医生讲条件、破坏口腔门诊规章制度等坏毛病学了一身。这样的团队文化只能带来院长和医护人员的持续内耗，完全无法适应今天的竞争。

出现这种状况的原因很简单，医护人员在没有引导监控的情况下，学坏容易学好难。

我们想象一下，一个新医生进入门诊会怎么办？一般会为了融入门诊而努力成长。所以，这时候新医生都是比较积极的，但大家会发现，一段时间后，他们就会被普通老医生同化，变得和普通老医生一样，不再严格要求自己，不再积极上进。因为在这个过程中，医生和医生的身份是相同的，新医生进入门诊之后不仅要听领导的要求，更要观察其他医生怎么做，如果大家都严格按照领导要求的方式去做，自己也这么做，否则凭什么对自己要求那么严，其他人都可以不努力？

（三）门诊给出科学的操作标准

基于这样的现实情况，解决问题的唯一办法是门诊给出科学的标准，医生能够学会并有效执行。

从医生的角度思考，医生做的每一个动作都是对的！因为门诊没有给他相应的标准，医生就只能按照自己的标准执行。既然是按照自己的标准去执行，那么怎么可能是错的？

所以，只有门诊给出科学的标准，并培养、管控医生严格按照标准执行才能真正地改善医患沟通能力，提升门诊业绩。

各位院长要特别注意一个现实，制定科学的思维模式标准是一个非常艰难的系统性工作。大部分门诊都没办法依靠自身的力量完成这样的标准设计。如果倾门诊全力都没办法打造出科学的医患沟通思维模式标准，怎么可能依靠医生自身来实现呢？

我们经过多年的实践经验，总结出了科学的医患沟通思维模式——顾问式医患沟通模式。这是一种从患者角度考虑，能在真正帮助患者解除病痛的同时，打造患者的高满意度和高复诊率的沟通模式标准。具体标准的内容和原理在下一节详细分享。

（四）执行顾问式医患沟通标准就是在打造粉丝患者

医生学会了顾问式服务思维，按照顾问式模型去操作，就可以在此过程中体现"站在患者角度、患者总成本最小化、预防式治疗"这三项原则。顾问式的三个原则就是实现一个结果：医生按照顾问式的标准去操作就是负责任的做法，同时我们从患者的利益出发帮患者去选择，患者不但不会排斥，还会乐于接受我们的推荐，认为我们是站在他的角度为他考虑，帮他选择最好的解决方案，满足了患者的理性需求。在接诊的过程中，我们根据患者的行为偏好和心理，用患者能够接受、感到舒服的方式与患者沟通，满足患者感性的需求。做到这些自然就会实现患者的高满意度、高成交率、高客单价、高毛利率、高复购率，也为患者为我们转介绍做铺垫，也就实现了患者的终身价值，使患者成为我们的忠实粉丝。

第二节　顾问式医患沟通逻辑及要点

一、销冠牙医思维系统

患者到底需要什么样的医生？很多人认为态度好、有耐心、技术好等，其实患者很简单，想要的就是一个能对自己负责的医生。

我在服务一家门诊时，有一位医生引起了我的关注，她把一个50多岁的大姐说哭了，这个大姐居然还成了她的铁杆粉丝，给她介绍了好几个患者。我把她接诊的视频调出来看了一下，如果我是那个大姐我也得粉她，那个大姐的经济状况还可以，就是比较节俭，满口没有几颗好牙，这个医生把她的牙都做了检查，并且给她出了方案，先治哪颗，再治哪颗，分别怎么治。大姐一看要治这么多颗牙，就跟医生说能不能就把那两颗严重的治了，太贵了。医生马上严肃起来，说：

"第一，牙，必须得治，你可以不在我这治，但是无论你在谁那治都必须得马上治。"

"第二，如果你早点来根本不用花这么多钱，有些牙还能保住，所以你再拖花的钱更多。"

"第三，你才50多岁，孩子也快大学毕业了，操劳了大半辈子，该到享受生活的时候、孩子们反哺的时候，这口牙硬的也吃不了，你让孩子看着你心里得多难受……"

并不是医生的技术有多了不起，而是她的沟通过程让患者只有一个感受：医生都是为我好，还有什么拒绝的理由。

知道了根源在于医生思维的差异，那我们就得知道销冠医生是怎么思考的，如果将销冠医生的服务思维标准化、显性化、工具化，就能从根本上改善医患沟通问题，提升门诊业绩。

我们做了上千份的样本调研，找到了这种思维的差异，设计出一个模型——顾问式服务思维，把销冠医生的思维呈现出来。如图4-2所示。

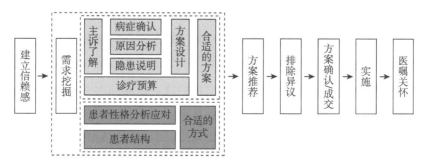

图4-2　顾问式服务思维

怎么通过这套顾问式的标准让医生成为负责任的医生呢？我们在设计顾问式服务模式时是符合三大原则的。

（一）站在患者角度

一方面要与患者的价值观保持高度一致。只有跟患者的价值观相同，双方才能有相同的评判标准，才能达成共识。

有一位朋友，两三年前带老母亲去看牙，这位朋友从小就是母亲一个人带大的，母亲吃了很多苦，现有他能力了，总想把最好的给母亲，所以找了位关系挺好的医生给治疗。医生当时给做的是一个搭桥式的镶牙。最近发现镶的牙出问题了，旁边搭桥的牙也出了问题。如果还镶牙，还要再用邻近的牙搭桥。这位朋友就想以后不是还会出现这样的问题？如此就会恶性循环导致整排牙齿出问题。于是就问这个大夫有没有更好的解决方法，医生就告诉他可以种牙。听完医生讲完种牙后，这位朋友就生气了，就反问医生为什么当初不说可以种牙？医生回答说："种牙多贵啊！"这位朋友立刻翻脸了。这状况是医生与朋友认识的，要是不认识估计就要发生冲突了。

反观这个过程中，医生其实是为患者考虑的，他认为种牙贵，所以就帮患者选择了经济实惠的镶牙。但患者家属觉得保证母亲的牙齿健康、没有隐患是最重要的，钱不是问题。这就是医患间价值观的差异导致的沟通不畅。如果医生一直用自己的价值观和评判标准去替患者选择，是无法满足患者需求的。

另一方面与患者沟通时要根据患者的认知水平、性格、行为习惯、偏好及敏感点，因人而异，运用患者能理解、能接受的方式让患者在治疗的过程中感到满意、舒服。假如医生与患者沟通的时候全是专业术语，医生认为自己都讲明白了，实际上患者一点没听懂，这就是无效沟通。

只有通过以上两个方面，才能做出为患者量身定制的方案，才能满足患者疾病治疗和心理舒缓的双重需求，超出患者的预期标准。

（二）预防式治疗

"上医治未病"，就是不要等牙齿出问题了，或者严重了再想办法补救，而是要防患于未然，在事前做好预防措施。所以，在挖掘患者需求时要尽可能获得全面的信息，有预见性地为患者找出可能忽略或是尚未察觉的问题需求。比如患者来就诊时说只有一颗牙疼需要做根管治疗，虽然其他牙齿不疼但也要进行全面检查，对有浅龋的也及时进行填充治疗。同时提高患者的口腔保健意识，让患者每年来洗一次牙，告诉患者每年洗牙能预防很多牙病，而且每次洗牙的过程中发现的小问题又及时解决了，这样平均核算下来患者花很少的钱和时间就能解决问题，也避免了患者未来需要承受的疾病痛苦和时间、金钱的成本支出。这也是站在患者的立场帮患者规避未来的风险，也为门诊实现了创收。

（三）患者总成本最小化

首先，预防式治疗本身也是使患者的成本最小化。其次，花钱看病是直接成本，但是还有很多间接成本，比如身体上遭受的痛苦、生病期间工作效率低下、路途花费的时间和成本、请假扣掉的工资等，这些加起来就是总成本。如果病好得快，自己少遭罪还可以节省间接成本。很多患者关注不到间接成本，但医生必须关注，这样才能站在患者的角度打动患者，让患者看到自己没有看到的需求，才能选择对患者最优的产品。

同样是牙齿缺失，对于有经济能力的患者，我们推荐他种牙，因为种一颗牙可以用20年甚至更长久，而镶牙能用8~10年，期间可能会引发各种牙周疾病，抛开牙齿的使用寿命不说，这期间需要花费大量时间、金钱，而且每次都要承受因为牙齿问题带来的身体和心理上的痛苦。很多患者不愿意选择种植牙，往往是因为没有考虑镶牙后续产生问题需要承担的时间、精力、金钱、风险和生活品质这些间接成本，或者只是看到了眼前的支出，没有考虑长远的利益。作为医生，要帮患者关注这些问题，跟患者讲清楚，让患者意识到我们是从他的长远切身利益帮他解决问题，这时患者是认可的，会认为我们比他自己更关注他的健康，从而更加信赖我们。所以，我们要在充分考患者的当下经济成本的同时帮他分析间接成本和长期利弊，使他的总成本最小化。

用这套顾问式服务方式，一位医生在二线城市能创造单月过百万的业绩，这在行业内是佼佼者了。

二、顾问式医患沟通模式原理

顾问式医患沟通模式不是单纯的步骤，更重要的价值在于内在的逻辑，逻辑代表着每一环节和其他环节都是有关系的，如图4-3所示。

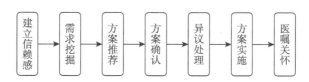

图4-3 顾问式医患沟通模式的七个环节

顾问式医患沟通模式整体可以划分为七个环节，分别是建立信赖感、需求挖掘、方案推荐、方案确认、异议处理、方案实施和医嘱关怀。从时间顺序看，这是医生为患者进行诊疗服务的整个过程，也是医生大脑思考并支配行动的过程。

既然步骤背后的逻辑如此重要，接下来讲一下顾问式医患沟通模式的整体逻辑。在阅读的过程中，大家可以对照一下自己的接诊经历，看看哪些是我们忽略的，我们的成交率和客单价是如何在沟通的过程中得以实现的。

接诊是从建立信赖感开始的，建立信赖感是所有环节的基础，实际上是贯穿整个接诊过程中，因此建立信赖感的方式是多种多样的，在每个环节都有不同的表现形式。建立信赖感最初的目的是为了破冰，而后是为下一个环节做铺垫，从而让患者更容易接受我们，让后面的环节进行得更加顺畅。如果每一个环节都做好了，又是对信赖感的加强，是一种彼此支撑的关系，当我们与患者建立了足够的信赖感时，会发现我们与患者的沟通更加深入了，后面的环节进行得就会更顺畅。

有了信赖的基础后，需要进行的是需求挖掘，这也是大多数医生最容易忽略的环节，因为经常出现的状况是医生在进行非常简单的沟通后就开始进行方案推荐了。所以，方案推荐的成功率很低，因为医生对患者还不够了解，并不清楚患者关注的问题点是什么，不知道他有什么样的治疗预期，也不知道他想为这样的治疗效果做怎样的投入。

需求挖掘实际上是医患双方共同去寻求一个有效的解决方案的过程，是医生用自己的专业去帮助患者定制解决方案的过程，患者有可能只想解决 A 问题，但是我们想帮助他解决 ABC 问题，如何让患者接受呢？这就需要医生和患者共同去发现问题、分析问题并讨论解决方案，最后再去做方案推荐，医生是有的放矢的，更容易让患者接受医生为他设计的方案。

方案推荐实际上是把患者的需求做了一个归纳，统一了目标，向患者有针对性地塑造解决方案对于患者的价值，从而更容易引起患者的共鸣和认同，成交也就变得水到渠成了。

如果前面都做得很好了，最理想的结果就是患者没有任何异议就成交了，如果此时还有一些异议，那无非就是患者想矫情一下，要点优惠，这种异议其实是很好处理的。

医生通过识别成交信号，再运用一些技巧来推进成交，接下来直接进入方案实施环节，也是医生们最擅长的环节。但是这个环节有一个非常关键的点，就是需要对之前的诊断结果和描述的治疗效果进行验证，它的重要性在于不仅让患者对我们之前设计的方案更加认同，还包括对医生的认同感，并且还会有效提高患者的复诊率和转介绍率。当治疗结束后，患者已经认同诊疗方案和医生了，甚至还会有一些感激之情。当患者离开的时候，我们如果能够针对病情给予相应的医嘱，并且在病情之外给予一些人文关怀，这样患者的感受是不一样的，你对于患者来说此时是独一无二的，患者才会成为我们忠实的粉丝。

三、顾问式医患沟通模式拆解

了解了整个顾问式医患沟通模式的整体逻辑后，知道了每个环节之间的逻辑关系及各个环节的目标，接下来我们具体说一下每个环节怎么做，从而来实现问的目标。如图4-4所示。

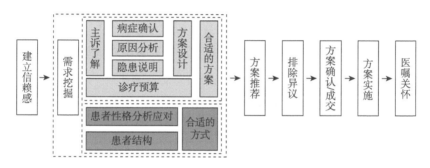

图4-4 顾问式医患沟通模式拆解

（一）建立信赖感

为什么建立信赖感是第一位的？因为患者就诊时都有自我保护意识，焦虑不安，他担心能不能治、会不会疼、要花多少钱。最常见的就是患者想花10000元，问他预算多少，他一定会说5000元。所以，就得想办法建立患者对医生的信赖感。

在面对患者时要先给患者一个明确的导向，树立个形象：一是专业形象，我们有能力帮你解决问题还不会坑你，这是患者信赖我们的基础；二是我替你着想，为你分忧，这是我们建立信赖感的基本目标。

这就涉及如何开场，千万不要用推销的方式去沟通，而是站在患者的角度帮他去选择，不要一上来就推荐这个方案怎么样。即使患者问到方案，简单的回答后一定要迅速切入挖掘需求，让他感觉到我们的关心，再帮他选择最合适的方案。因此，建立信赖感贯穿于整个接诊过程，每个环节都要强化患者对我们的信赖。虽然要有建立信赖感的环节，但每个门诊不同，要针对不同门诊的特点进行建立信赖感的设计。

看过一个医生接待一位患者，本来患者是约了下午2点，结果医生临时处理了一个急症患者，耽误了一些时间，结果患者等了将近1个小时，情绪有点不好。进入诊室后，医生直接问："牙怎么了？"患者强忍着说了自己的问题，结果检查完给方案后没在这里治疗。如果护士在需要他等待时就提前沟通，并且引领进诊室前能跟患者再沟通，比如"张姐，刚刚医生临时处理了一个急症患者，摔伤了，我看着都着急，非常感谢您的谅解，后面只有一位患者了，住在附近，已经沟通过了，让他晚点过来，这样时间能排开，医生就不着急了，能好好给您检查一下"。这时候可能患者气就消了一半了，毕竟都能理解有个急症。患者进入诊室之后，医生先语气柔和地说："等着急了吧？来，我好好给你检查下……"

这样患者是能理解的，患者不能接受的是你不重视他，浪费了他的时间还像什么都没发生一样。

患者的自我保护和焦虑都是来自对事物的不了解，让患者预知可能发生的情况，他就会认为你是专业的，并且是可信赖的，建立信赖感要达到让患者放下自我保护意识、卸掉防御心理，患者就能和我们深入地沟通，我们才能准确了解患者的需求。

因此，建立信赖感，一方面从侧面让患者了解医生是专业的和受人尊敬的；另一方面为患者考虑要把细节预知性地告知患者，让患者心里踏实。当然，这只是建立信赖感众多技巧中的一个，每个环节分别加强信赖感，既遵从实际又能感知患者的心理，要把可能出现的状况提前梳理出相应的标准，医生就不需要临场反应。

（二）需求挖掘，给出合适的方案

当患者对我们有了基本的信赖感，我们就需要找到或者说帮助患者发现并意识到自己真正需要关注的问题是什么，因为患者并不是专业的，所以对于疾病的判断带有很多主观性，或者受周边亲人朋友的误导，关注的问题和牙医关注的问题是不同的。如果关注点不同，就会导致患者不认可推荐的方案，不满意治疗效果，质疑医生的专业能力，甚至被认为是过度医疗，因此，在方案推荐之前，我们需要对患者进行需求挖掘。

需求挖掘并不是简单的需求了解，是通过诊断、沟通让患者确认自己的问题，并且相信医生的专业高度和深度，当患者认可了问题的存在及医生的专业能力后，然后和患者一起设计解决问题的方案，并且结合患者的消费能力和消费意识，给出解决方案。

第一个步骤是"主诉了解"。我们需要了解患者的基本信息，这些信息包括疾病和非疾病相关的两个方面信息。疾病相关的信息容易理解，我们需要通过沟通知道患者的疾病的临床表现、患者的感受、问题的具体位置、发病原因和时长等，目的是要判断患者病情是什么。获取的方式有两种：一种是通过沟通进行询问患者的感受等；另一种是通过口腔检查器械和内窥镜等设备进行深度的了解，不仅要检查患者告知的疼痛部位，我们还要进行整个口腔的全口检查。一方面是为患者检查口腔的所有隐患问题，降低患者由于延误病情导致的痛苦和开销，降低由于检查不到位导致的操作风险；另一方面增加可以诊疗的项目，提高了连带率和客单价，同时让患者感受到医生和门诊的负责任的态度。

同时，我们还需要了解非疾病相关的信息，例如住哪里、什么职业、个人兴趣、孩子等，这些信息有助于我们了解患者的状况，增加沟通的话题。

第二个步骤是"病症确认"。很多医生在听完患者的主诉之后马上就开始推荐治疗方案，这时候通常效果是不好的，患者也不容易认同，很多医生认为我都告诉患者该怎么做了，就按我说的做就行了。患者和医生的信息是不对称的，他不能理解医生，所以医生要通过有效的方式让患者理解到口腔内的状况，对于治疗方案有期待才行，治疗方案的出现要像大师出场一样，做好准备，满心期待，才能成功，这就需要我们除了主诉之外还要做一些其他动作，让患者相信只有这个医生给我治疗才是最好的选择。

通过一系列的沟通、检查和分析，对于患者的口腔状况有一个更清晰的认知，包括主诉和非主诉。主诉问题，当我们了解得更具体的时候要跟患者再明确一下他没有表述出来的一些症状，比如患者说有一颗牙疼，你可以问他是不是白天的时候还好，晚上一躺下就疼得厉害？问的时候把症状做一个描述，而不是问什么时候疼？这是提问的技巧。通过一系列的症状确认，我们将客户客观存在，但是客户没说出来的问题进行了描述，这么做的目的是为了在患者心中树立我们的专业性，让患者感觉我不说你都知道的认知，通过这样的操作，患者会非常确信你是专业的。

仅仅是确认主诉的症状还不够，还要把患者口腔内的其他问题一起检查，做到从小问题就开始解决，做预防式的治疗，很多医生担心患者觉得花钱多，所以要么不检查，要么检查了不告诉患者，我们要树立正确的价值观，医生的天职就是治病救人，发现了问题一定要去解决，可以根据患者的状况一次性解决或者分步骤解决。

第三个步骤是"原因分析"。我们知道解决问题的途径是找到问题发生的原因，所以患者相信医生能解决问题是因为他知道这个问题为什么会产生，同时患者也非常好奇为什么会出现这样的问题，如果不能把这个问题解释清楚，就很难让患者觉得医生是有足够的能力来解决问题。通过工具的使用，比如内窥镜，让患者更了解自己的问题，结合专业的原因分析，患者就能够认可医生的专业高度。

第四个步骤是"隐患说明"。是不是分析完原因就可以推荐方案了呢？不可以，患者发现了自己的问题也认同医生是专业的和有能力解决的，但是他未必现在就愿意去解决。比如一些浅龋，患者觉得又不疼为什么要现在治，所以医生要把一些口腔问题的发展趋势让患者知道，并且要有深切的感受。很多医生觉得冤枉，告诉患者了，他们就是不治。我们换个角度，这个患者如果是你的姊妹，你的父母甚至是孩子，你会怎么办？所以不应当只是简单一句：再不治就要坏到神经了。

我们的目标是让患者在问题很小的时候就做治疗或者让他意识到主诉问题的严重性。为什么主诉也要做隐患说明呢？他本来就是来解决主诉问题的，要告诉他来得及时，要表扬患者的口腔意识，可以后面推动患者做理想治疗。

隐患说明要给患者描述场景，让他有切身的感受，或者借助一些工具或者用比喻的方式描述。

第五个步骤是"解决方案"。很多医生给出的解决方案不能称之解决方案，为什么？有些医生看到龋齿，方案是"堵一下，看看用什么材料"，这种方式给患者的感受就是卖材料，材料那么一点点凭什么就值几百元甚至上千元呢？

方案是医生根据患者的症状如何处理进行了思考，是否需要做嵌体，为什么？是否该排除掉一些材料，因为坏的位置不适合，融入了医生的智慧才是有价值的，即使最后的结论就是简单堵上就可以，那也是综合权衡最好的选择。如此才是对患者负责任的。这也是医生竞争力之一，医生最有价值的不是用什么材料和选择哪个项目来操作，而是为什么决定用这个材料和项目才是最有价值的。

第六个步骤是"诊疗预算"。有了解决问题的策略，在每一个步骤的治疗中用什么样的材料和设备，采取什么样的治疗手段，就要结合者患者的消费预算来确定了。对于患者的消费预算判断，我们要从两个方面进行判断：首先是消费意识，例如一位牙齿需要正畸的患者，有可能患者很有钱，但是在牙齿方面没有太高的意识，也是不能够认可高价位的方案的；其次是消费能力，也就是患者有没有能力去承担这个方案。

因此，合适的方案需要从两个角度考虑：第一，他需要什么；第二，他想花多少钱，也就是他的预算是多少。绝大多数患者需要在自己最想要的理想产品和自己能够承担的最大成本之间做个权衡。

我们在选择推荐方案时有两个方向：既要满足患者的显性需求，又要满足患者的隐性需求，也就是他的牙齿潜在风险，所谓上医治未病，真正为患者着想就是让患者用最小的成本解决最大风险和隐患。所以，我们在病症分析环节检查要仔细，对于直接导致就诊的问题要重点关注，对于其他问题要仔细了解，一一记录，了解的足够细致才能去分析形成问题原因，是病理性的原因还是由于牙齿使用习惯不好，还是其他原因。当我们为患者分析清楚原因时，患者才会认为我们是专业的，只有专业还不行，还得有高度，高度就是要把没发生的状况提前告知给患者，也就是隐患说明环节，患者知道了问题但是什么时候解决就取决于他是否重视这个问题，这也是医生的职责。我们站在为患者解决问题角度，医者仁心，业绩是水到渠成的收获而不是功利的结果。这些都有了，医生对方案有了基本的概念，再去结合患者的经济状况就能确定哪个是最适合他的方案。

需求挖掘实际是一个医生和患者统一目标的过程，比如患者只是想简单补一下，医生认为要做牙冠，患者要自己买单的，凭什么一定要听医生的呢？患者的想要简单补一下这个结论是由经验、网络查询或者听其他门诊的医生这么讲的，结果到了你这里就出现了一个完全不同的结论，所以整个过程在跟患者讲的都是带来这个结论的前提，只有患者支撑原有结论的前提和条件变了，他的结论才会变，而很多医生直接否定患者的结论，改变起来就难了。

（三）用合适的方式挖掘需求

合适的产品找到了，满足了患者理性的需求，接下来该解决感性的决策了。医生经常遇到这种情况，明明是善意地帮患者选择产品、提供建议，但是说着说着患者就听不下去了，甚至还会不高兴，医生就会默默地想这个患者真难伺候。

这就是需求挖掘的第二步：根据患者性格进行分析，选择合适的方式。

根据美国心理学家 William Moulton Marston 博士的研究，我们将患者的性格分为四类。如图 4-5 所示。

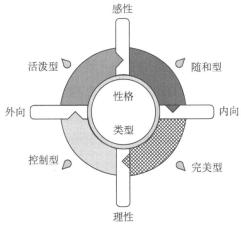

图 4-5　患者的性格分类

• 随和型性格：谨慎、稳定、耐心、忠诚，他们是别人眼中最可靠的支持者。

• 完美型性格：以任务为中心，核心价值观是理性，注重细节、事实、程式，对准确度要求极高，是典型的思考者形象。

● 控制型性格：非常独立，有很强的领导欲和支配欲，喜欢掌控他人，都是果断的决策者，在生活中总是出演指挥者的角色。

● 活泼型性格：活跃、友善、开朗、热情、乐于交友、富有人情味。

你对一个控制型的患者说："这个产品对你来说是最适合的，听我的你就选它。"那他就会想："你是谁呀？命令我，还让我听你的，凭什么？"这时他的注意力已经不是选购产品，而是关注自身感受，你把他的注意力引偏了就很难成交。这就要医生通过患者的言行举止准确判断出患者的性格类型，从而在表达方式上"投其所好"。

真正的好医生都是根据患者性格来调整自己，同样的意思面对不同性格类型的患者就有不同的表达方式。"这个方案对你来说是最适合的，相信我，你就选它，一定没问题！"这种表达方式适用于随和型的患者，他习惯听取别人的建议，更希望别人关心他，给他承诺。

对于控制型的患者要说："这个方案和其他方案相比品质更好、更耐用，而且物超所值，您看着如何？"控制型患者不喜欢被摆布，你把产品的优势阐述清楚让他自己来做决定。

对于完美型的人就要说："您一看就是做过功课的，一下子就能分辨出这里面的差异，很多专业人士都不能一下子分辨出来。"

对于活泼型患者就可以说："这款牙齿矫正产品特别棒，大家试过都说好，您也选择这款吧。"

还有一个关键点，医生要注意，患者通常不是独来独往而是结伴而行，这需要医生辨别出谁使用产品、谁做购买决策、谁付款、谁能影响购买决策，还是只是陪同的人。比如成年子女陪着父母来看牙，谁会说了算。

我看过一个医生接待了一对母女，女儿30岁左右，母亲60岁左右，医生一看母亲朴实无华，肯定是女儿说了算，所以很认真地对着女儿介绍了一堆，女儿听完对医生说："你问我妈的意见吧！"

这时候就很尴尬，不介绍也不好，再介绍一遍又很奇怪。所以，我们要针对不同患者性格类型及不同患者组合设计出合适的应对方式和策略，这样让患者都很舒服地接受你帮他选的服务过程，更容易成交。至于如何准确判断患者的性格类型和构成角色并正确应对，不同行业和产品有不同的方法，这就需要我们设计具体的环节来实现。

（四）方案推荐

现在我们胸有成竹，既了解患者需求，知道最适合他的方案是什么，又知道患者的性格，此时就必须做到用合适的方式把合适的方案推荐给患者。医生不能反复推荐不同的方案给患者，有的医生发现推荐的方案患者有疑虑就换个方案，这样做患者会质疑医生的专业度，并且不再相信医生的推荐。所以，医生不断地给患者推荐方案的成交率是极低的。

方案推荐，其实是我们对于需求挖掘结果的一个共识，这个环节是对前面需求挖掘内容的确认与升级，用患者喜欢的沟通方式把适合他的方案推荐给他。

怎么推荐呢？大部分医生直接给患者讲方案。有一句话是"眼见为实"，大家更加相信眼睛看到的，所以医生尽可能用纸质的方式或者电脑展示的方式向患者推荐方案。一方面更直观；另一方面会让患者感受到专业和重视，尤其是一些大的项目，如果能用 PPT 结合动画的方式展示就更有说服力了。如图 4-6 所示。

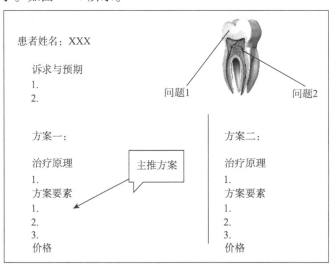

4-6　方案推荐图示

这里面有几个要点：

（1）推荐时，画出问题牙齿简笔画，以患者能够看懂为准。

（2）边画、边写、边解释牙病全部问题及相互关联关系。

（3）写出治疗达到的预期目标，医患达成共识。

（4）画图、写出治疗方式和治疗原理，按条写出方案要素内容，明晰要素内容组成，如多阶段分开写、使用多个产品分别列明，写出总价及细分价格组成。

（5）过程中辅助使用图片、影像模型、样品阐述。

医生重视患者的问题，患者才会重视，每一位患者都值得医生重视，即使是一个非常简单问题的患者，他背后也可能有无数个潜在的患者。

推荐的方法通常采用的方式是 FABE 法则，FABE 法则是非常典型的利益推荐法，具体、有高度、可操作性强，通过四个关键环节，极为巧妙地处理好顾客关心的问题，从而顺利地实现产品的销售。没有价值的塑造，无论多少钱患者都会觉得贵。

（五）排除异议

我们用合适的方式给患者推荐合适的产品，通常患者就不会有太多的异议，如果前面做得非常好，那么出现的异议只是客户想矫情一下，要点优惠，这种异议很好处理，如果真的出现了异议，通常就是因为前面的环节出了问题。

出现异议后，我们需要做的不仅是考虑如何把患者的异议处理好，更核心和关键的是找到出现异议的根本原因，我们不仅能够让患者接受方案进而成交，还能通过解决根本原因来打造忠实的患者粉丝群。我们可以看到，异议处理其实就是一个亡羊补牢的过程，如果我们能够找到根本原因，解决患者的疑虑、质疑和拒绝，也许还有机会去补救。

很多门诊以往无法分析根本原因是因为没有标准，分析的原因只是表面的原因，例如价格、效果、周期等，对比顾问式医患沟通思维模式，其实价格方面的异议，根本原因是我们对患者的预算判断不够准确，或者是根本没有判断患者的消费能力和消费意识，因此导致了我们方案的报价没有让患者接受。

当找到了患者产生异议的根本原因后，我们会对患者的异议进行分类，这样就可以运用一些技巧，有针对性地弥补不足之处，这里只讲以下三种可能的异议及处理的核心原则：

第一种，矫情，已经认可方案但还想占便宜，讲条件。这种状况不用过多关注异议，直接成交或者给一些心理满足的"小甜点"，如小的赠品或服务项目。

第二种，方案价值塑造不到位，有疑虑和担心，考虑是否值得。这时给赠品和降价都没有用，重点是解决患者的疑虑。

第三种，方案推荐错了，不是想要的，患者不接受找理由推脱。这种错失机会几乎无法挽回，除非患者给机会重新来过，要事后反思。

（六）方案确认/成交

当我们处理好患者的异议后，就要及时推动患者确认方案，也就是成交。一些医生说到让患者交钱就扭扭捏捏，不好意思，甚至一部分医生认为，成交的事情不应该由医生来说，医生就是做技术的。如果门诊的医生都这样，很多时间就会浪费在这个环节，不仅浪费门诊的时间，还浪费患者的时间，有时候给患者过多的时间犹豫很有可能导致患者的流失，因此医生要能够推进成交，保证患者得到及时的治疗，门诊和医生也能获得相应的收益。

（七）方案实施

很多门诊为了解决销售问题用咨询师在前面接待，而医生只负责实施，但是很多这种状况造成沟通不畅，患者担心，刚刚医生是那样说的，和我说了那么久，这个大夫知道吗？我做根管治疗的时候注意的事项刚刚医生没交代给这位医生等。

患者的种种顾虑来源于治疗前的沟通和治疗过程的实施没有有效衔接，所以方案实施不仅是方案的实施，无论是医生接诊还是咨询师接诊，在实施环节都有一个重要工作就是验证前面需求挖掘和方案推荐的内容，让患者对我们的信任进一步加强，当然里面也有很多技巧，需要我们提前做出梳理，有相应的数据库支撑。

（八）医嘱关怀

医嘱是这次诊疗的最后一个环节，也是为复诊做铺垫的，把一些治疗后的注意事项逐条叮嘱患者，当然这个工作还可以由医助来做。除此之外，一些刷牙和牙齿护理的技巧都要教患者，这不但能拉近和患者的距离，而且能让患者感受到人性化的关环，打破大家对传统医疗单位固有的冷冰冰的印象。有利于复诊率的提升和转介绍，转介绍低的很大一部分原因是患者没有分享的热情和素材，我们就是要给她这种意愿和素材。

以上是对几个模块的核心概要，我们也可以对照上述标准给医生接诊过程做个评分。如表 4-1 所示。

表 4-1 接诊能力评价表

阶段		要点	得分
一、迎宾接待（12 分）		1. 迎宾礼仪是否规范	□是（3 分）□否（0 分）
		2. 是否有安抚患者的焦虑或不安情绪	□是（3 分）□否（0 分）
		3. 是否有基本信息的了解或沟通	□是（3 分）□否（0 分）
		4. 是否有塑造门诊和医生	□是（3 分）□否（0 分）
二、需求挖掘（48 分）	（一）诊疗方案（30 分）	1. 是否通过破冰动作或语言使患者增加好感	□是（3 分）□否（0 分）
		2. 是否准确确认患者主诉咨询史及患病信息	□是（3 分）□否（0 分）
		3. 是否确认了一些患者不曾讲述的病症	□是（4 分）□不系统（2 分）□否（0 分）
		4. 是否做了全面口腔检查了解患者口腔状况	□是（4 分）□不准确（2 分）□否（0 分）
		5. 是否准确确认患者对主诉的关注点及治疗期望	□是（4 分）□不准确（2 分）□否（0 分）
		6. 是否有明确的原因分析	□是（4 分）□不准确（2 分）□否（0 分）
		7. 是否有隐患说明	□是（4 分）□否（0 分）

续表 4-1

阶段		要点	得分
二、需求挖掘（48分）	（一）诊疗方案（30分）	8. 是否准确针对患者有治疗方案的设计	□是（4分）□不准确（2分）□否（0分）
	（二）预算判断（8分）	1. 是否了解患者治疗史	□是（2分）□不准确（1分）□否（0分）
		2. 是否通过其他方式了解患者的经济情况	□是（3分）□不准确（1分）□否（0分）
		3. 是否有效引导牙齿健康的重要性	□是（3分）□否（0分）
	（三）顾客类型应对（10分）	1. 是否针对顾客类型有效调整自身性格	□是（5分）□不准确（2分）□否（0分）
		2. 是否关注陪同人员	□是（5分）□否（0分）
三、方案推荐（12分）		1. 是否针对患者关注点和期望选择合适方案并有效展示	□是（6分）□不准确（2分）□否（0分）
		2. 推荐过程是否有效使用FABE塑造方案价值	□是（6分）□不准确（2分）□否（0分）
四、异议处理（9分）		1. 是否准确分辨患者异议或顾虑的真实性	□是（3分）□不准确（1分）□否（0分）
		2. 是否准确判断患者异议或顾虑的原因事什么（价格、服务）	□是（3分）□不准确（1分）□否（0分）
		3. 是否针对患者顾虑做出合理应对	□是（3分）□不准确（1分）□否（0分）
五、方案确认（6分）		1. 是否抓住合适的成效时机	□是（3分）□否（0分）
		2. 是否有效选择方案确认的方式	□是（3分）□否（0分）
六、方案实施（6分）		1. 实施过程是否关注患者的感受	□是（3分）□否（0分）
		2. 是否验证前面沟通内容	□是（3分）□否（0分）

续表 4 - 1

阶段	要点	得分
七、医嘱关怀（4分）	1. 是否与顾客强调"售后服务"承诺	□是（2分）□否（0分）
	2. 是否针对诊疗后注意事项和保健建议进行客户关怀	□是（2分）□否（0分）
八、其他（3分）	是否与顾客对会员卡进行沟通或其他牙齿养护产品连带	□是（3分）□否（0分）
合计得分		

四、庞大的数据库支撑

一切成功都是准备出来的，标准的完善是执行效果的前提，口腔门诊在思维标准建立的同时应配合做出相应的数据库，这个数据库是指顾问式每一个模块里面涉及的内容。拿最简单的医嘱关怀来说，医嘱部分就可以根据不同的诊疗状况，明确医嘱，比如拔牙后的注意事项、种植牙的术后注意事项、根管治疗的注意事项等，每一项都明确出来，这样医生和护士对患者表达的注意事项都是一致的，而且有些内容可作为信息发送给患者，以便再次提醒注意。

需求挖掘和推荐方案，以及异议处理的一些数据库的制作会让医生在面对患者时不用过多思考而是在数据库中选择策略就可以了，降低操作难度，提高沟通效率，让医生真正操作起来相对傻瓜化，能精准快捷地抓住需求，找到推荐点，推动成交。

第五章

夕会，持续改善业绩

当门诊建设出自己独有的一百分的标准之后，要解决的核心问题是如何落地。流程落地没有灵丹妙药，有的只是扎扎实实的基本功。而夕会就是这个基本功的最主要的修炼场！

通过总结当天流程的执行质量和结果，计划明天工作并强化流程执行的目标和关键节点，让每个医护人员都清楚自己的工作重心，从而改善当天的工作问题，让第二天的工作比第一天更好。

只有把改善变得常态化，整个门诊全员都有改善的意识和动作，患者的满意度才能有持续的保障。要达到这样的结果，就要把夕会这个好工具用起来。

为什么一定是夕会，如何有效应用夕会这个工具，本章将详细为大家分享！

第一节　成功的接诊服务都是准备出来的

医生的差异往往都在患者的满意度和业绩结果上，而所有的结果都是由过程产生的。那么差距是从什么时候开始的呢？

一、差距是从没有准备开始的

我们接触了很多口腔门诊，发现大部分门诊都存在以下状况：

（一）医患沟通靠反应

很多医生在面对患者的时候往往是等到患者进入诊室之后才开始了解信息，而这些信息早在患者进入诊室前，前台已经传递给医生了，还有一些复诊的患者，见到了患者才临时去想如何做一些沟通。

无论是复诊患者还是初诊患者，当患者进入诊室才去了解信息的时候，往往很难取得理想的接诊结果。思考是需要时间的，面对患者时我们无法按下暂停键，如果没有充分的准备，现场反应速度就要求很快，每个患者都这样接待，一天下来医生就会很累，不只是一天操作的疲惫，而是长时间大脑高速运转会很累，而且很难有理想的结果，尤其后面接待的患者基本处于随意的状态。这样的状态很难让患者满意。

（二）医护配合靠磨合

在接诊过程中，医生和助手的有效配合能使效率更高，服务更好。但是很多医生和护士经过很长时间还处在磨合期，大家都认为默契配合是长时间磨合的结果。

我们在给门诊做暗访时发现，一个医生在接待患者过程中，突然自己跑去翻柜子，到处找材料、找棉球，其实前面沟通过程患者很满意，已经开始治疗了，当时医生是带着一次性手套在操作的，应该要做到无菌操作，可是这一翻柜子，手套一定是脏的，但是医生没有反应，找完又来接着操作，但是患者就开始皱眉头，又碍于已经开始操作了不好意思拒绝医生，而助手当时比较尴尬地站在那里除了准备一部分物品不知道该如何配合医生，所以看起来助手像是来监工的，领导觉得助手做得不好，而助手觉得很冤枉，认为医生并没有安排，自己哪知道他要干什么。

真正面对患者的时候，医生该做哪些事情，助理该做哪些事情，不是现场接诊的时候才知道如何去配合。当然，医生和助理的配合如果经过一定时间的磨合一定会更加默契，但是这种生硬的磨合是一次一次地犯错误来实现的，实际上成本很高，是拿患者的满意度来换医护的默契配合。

　　我辅导了一个项目，是一家中高端的口腔门诊，一个医生一个独立的诊室，在调研过程中发现一个现象：大部分诊室的医助不断地进进出出，去消毒室取工具，我数了下，当天接待一位患者最多的是医助去了 5 趟消毒室，而其中一个诊室却和其他诊室不一样，这个诊室接待一个患者时医助只去取一次器械。我判断，这个医助进出次数少的诊室一定业绩好，调出数据对比的时候果然是差距很大，这个医助很少出入的诊室业绩比其他诊室的业绩高 3 倍。

　　为什么从一个医助取工具的次数能看出医生业绩的好坏呢？虽然每一位患者状况都不相同，医助每一次都要准备不同的工具。但是为什么有的诊室一次性可以搞定，有的诊室却需要不断地进进出出呢？

　　如果一个患者在诊室里和医生沟通，等待治疗，而医助不断地进进出出取工具，我们想象一下是什么景象。一定是当需要某种检查或治疗的时候，发现工具不够了，所以医助开始取工具。这时候，医生只能等着，而患者也只能躺在那里，很不舒服，或者很焦虑地等待着。当然，医生可以和患者交流和沟通，但是三番两次出现这种状况。患者是什么样的感受，医生不专业，体验很糟糕。

　　在整个诊疗的过程中，医助应该在医生的旁边负责一些辅助性的工作，比如递工具等，当医助不断地出去进来，会对患者有一种影响。什么样的影响呢？它的治疗过程是被打断的，不顺畅的、不愉悦的，这次诊疗的过程就很难给患者留下好的感受。

　　再看一下那位进出比较少的诊室的医生，我后来了解这位医生的助手在患者进来之前把所有的工具都已经准备妥当。患者进来，除非有一些提前无法判断的状况，否则医助不需要去取工具或者做一些其他准备，这样患者会有什么感受？所有需要的东西在现场都可以拿得到，医助可以搭档做应该做的工作：辅助医生的一些操作，帮患者缓解紧张的情绪等，患者满意度大幅提升。

　　患者进诊室前是充满期待的，因为接待的流程让患者很舒心，对医生的塑造让患者很放心，所以一点小问题患者是能包容的。但患者依然很敏感地感受我们的服务，如果频繁地出现一些状况，患者不仅对这个医生产生质疑，也会对门诊产生质疑，在真正接受治疗前，患者评价一个医生的水平会通过很多方面的感知，所以患者是非常敏感的，这样的状况使患者不会选择在这里治疗或者即使治疗也很难满意，如果没有患者的高满意度，所有的努力都是徒劳的。

（三）准备不足是患者满意度低的主因

为什么会出现这样的状况呢？答案就是准备不足。其实接诊过程中的问题，大部分不是核心的技术性问题，而是一些需要精心准备的细节工作。

以上案例中提到的助手反复取东西，这不是一个需要多大能力才能做好的工作。大家只需要在面对患者时进行一个简单的思考，就可以把这一次接诊需要的工具准备好。因为患者病情的分类是固定的，准备工具的范围也是固定的。那么，只要稍做准备，就会极大地提高诊疗效率和患者的满意度。

医护人员在接诊时太理所当然了，凭着自己的经验认为没问题或者认为这个患者不成还有下一个。于是没有精心地准备，简单的错误重复犯，患者没有感觉到门诊的专业，满意度低在所难免。

每一个人在接诊时都应当是心怀敬畏的，当一个患者把自己的牙齿健康交到医生的手上时，医护人员感受到的应该是一份沉重的责任，不能让患者的信任落空。当一切都是被动的，没有提前思考，没有提前沟通就不会有理想的结果，前期建立起来的患者信任也会在接诊过程中消耗殆尽。要相信，所有的成功都是准备出来的。

（四）有组织的准备是贯彻服务标准的核心策略

门诊决不能靠让医护人员自觉地把患者利益放到心里，只能靠门诊让医护人员有组织地进行相关准备工作。

每个人都有人性的负能量，医护人员也不例外！如果让医护人员自己设定标准，那么患者很难满意；即使门诊设定最优化标准交给医护人员，医护人员也未必彻底执行。没有将门诊设定的最优标准执行到位，患者满意度必然是不高的！医护人员要在每一次面对患者执行接诊流程之前进行思考、准备！

从医护人员的角度考虑，这是很辛苦的，大多数人做不到！能让医护人员做到的方法其实很简单，就是每天不止一次地贯彻、查核！只有通过统一的贯彻、查核，医护人员不断地提醒自己该如何执行标准，直至养成习惯，医护人员才能把门诊的标准贯彻落实！这是一个反复抓的过程。

能够有组织地进行诊疗准备，让每一位医护人员都清楚接诊工作的核心点，掌握并贯彻执行工作标准，需要一个统一的管理仪式，这个仪式就是夕会。

二、夕会，让服务精益求精

很多院长看到这里，会有一个疑惑：夕会有用吗？院里之前开过，没有那么大的价值，我们来看一下门诊的夕会是怎么开的？

很多门诊开夕会，往往是简单地总结一天的工作或者一些激励性的动员。比如我看过一个夕会，一个医生说："今天接待了 3 个患者，都是老患者，没什么特别的事情。"其他人也都说没什么特别的事情。领导说了要注意卫生，接待礼仪。这样的会开久了，医护人员觉得会议就是走形式，浪费时间。很多管理人员也是这么觉得，久而久之，这个会议就坚持不下去了。

很多人并没有感受到夕会对于门诊的管理运营有什么价值，事实上，会议是一个极具价值的管理仪式，我们总结真正做好夕会有三个方面的价值。

首先，夕会让医护人员对于一天接诊的状况有了反思。服务的精益求精不是一下子做到的，而是通过不断地实践标准、完善标准和执行过程的循环，而夕会因为是每一天开的，周期短，所以主要是运营系统，反思执行的过程，通过总结反思找到不足不断地提升执行的方法与技巧，每天都有精进就是最大的价值。

其次，夕会让医护接诊更加从容。通过准备对第二天的工作可以做到胸有成竹，我们知道口腔门诊的很多患者采用预约制，前一天对于第二天的绝大部分患者都已经知道是什么状况了，尤其是复诊的患者。

一些初诊的患者可能在预约的时候做简单的登记，我们在前一天就应该知道患者的状况，有充分的时间对每一位患者进行了解和分析，更有效地把握患者治疗的状况，以及跟他做的沟通，提前准备什么样的器械，甚至前台在每一患者来的时候能叫出患者的名字。当有了充足的准备的时候，医生和护士就能够从容地面对每一位患者，患者就会感受到贴心的服务。

只有当医护人员有了充分准备的时候，把能够想到的问题和状况提前准备好，那么真正接诊的时候才能有多余的精力去关注患者现场的反应，再根据现场的反应增加一些沟通的内容或者做一些调整，这对医生来说就是锦上添花，把服务做得更精细，患者的满意度必然提高。

医生和助手共同去沟通第二天的方案时，助手也就清楚第二天该做哪些事情，不同的阶段怎么去配合医生的操作和沟通，双方应该经过怎样的配合才能取得理想的结果，提前设计好每个人应该做的工作，在一些配合的细节上也要提前做出一些设计。第二天只需要按照前一天设定好的内容去操作就可以，那么在这个过程中就会避免靠不断地磨合去发挥的状况，避免了很多的意外和不可预知的状况。

医生和护士的配合看起来更加默契，实际上，这种默契是提前准备出来的。但是对于患者来讲，助手是非常成熟的，医生也是非常专业的。

最后，充足的准备可以把服务做得更好，让患者感受更超值。

在我们能够面对这些患者做一些准备的时候，就能把握自己的时间，准备得越充分，不可控的意外就越少。

在接诊的时候，如果有一些临时过来的患者，或者临时打电话想当天治疗和诊疗的患者，我们就可以协调出时间，还可以根据这一天接诊的患者状况来调整跟每一个患者沟通的时间。如果时间充裕，我们可以根据患者的状况再增加一些必要的沟通。比如助理也可以有时间去教患者一些正确的刷牙的方式和方法，以及一些日常的牙齿养护的方法，对于患者来说，这是提高对门诊满意度的一个重要环节。

在这样的竞争过程中，大家比拼的是服务。这种服务到底是什么呢？是细节。而细节都是一个点一个点精心打磨出来的，我们要想比其他门诊走得更稳更远，就要在细节上不断地下功夫，没有捷径。

夕会这么有效的管理工具到底该如何执行呢？我们在下一节探讨！

第二节　夕会的执行

门诊有接待患者的标准，也有医患沟通的标准，然而患者的状况又千差万别，如何使标准执行得更好？要对患者有更深入的了解，并且为此做更充足的准备，让标准能更好地为每一位患者服务。

夕会是符合 PDCA 的逻辑，它是一个制订计划、执行改善的过程，夕会让运营过程精细到每一天每一个患者的循环，是把改善的周期缩短，改善的问题更细致和具体化的过程。

一、夕会的流程一共三个阶段、六个部分

能够把标准落地的夕会到底是怎么执行的呢？

夕会的流程一共分为三个阶段、六个部分，分别是会前、会中和会后，会前包括当日接诊总结和次日患者分析，会中包括夕会汇报和主任辅导，会后包括模拟演练和次日接诊。如图 5－1 所示。

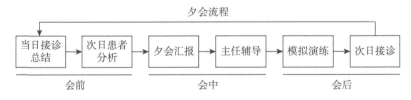

图 5－1　夕会的流程

会前，首先要对当日接诊的状况做一个总结分析。当医生结束了一天的工作之后，要把当天所有的接诊患者进行详细的分析。

分析的起点是提前设定的接诊策略实现的状况，看有无异常的状况出现，是否达成目标，结合这样的分析，我们能找到自己哪里有问题，然后制订一个相应的调整和改善的计划。

接下来，还要做次日患者分析，这部分就是准备工作。准备工作实际上是对第二天患者来就诊状况的提前策略规划。

我们通过对已知的预约的患者的了解，准备相应的服务策略和计划，以及准备的细节工作，比如明天的患者是新患者还是老患者，如果是老患者，他的基本状况是什么，主诉病情和预算大概是什么样的，接诊的过程有哪些注意事项，推进就诊的策略是什么，医护之间如何配合等。如果涉及后续还要进行相应的模拟，要提前安排时间。当我们为明天的每一患者都做了精心的准备，第二天就能轻松应对。

会前准备好之后，就到了夕会环节。通过汇报的形式，每一位医生向领导汇报当日的接诊状况，以及第二天要做的接诊准备工作。门诊领导根据医生的汇报状况对医生进行相应的点评并给出调整建议，我们称之为辅导。

事实上，医生的接诊能力有所不同，每一位医生在准备的时候是否全面、科学，大多数医生是没有评价能力的。这就需要门诊主任或相关领导给予指导和支持，如果某一位医生持续存在固定的问题，说明是这个医生的能力有问题，就可以纳入周会进行本质改善；不存在这样的问题，只需要进行策略审定和支持，在夕会上就可以彻底解决问题。

会后，根据会议的决议进行第二天接诊状况的模拟。这个过程由医生和他的助手共同来完成，有一些核心的和关键性的接诊环节门诊主任或相关领导可以共同参与，保证模拟的效果从而提升第二天的接诊规范和患者满意度。

第二天接诊服务就根据前一天夕会准备的原则和标准执行，第二天的接诊服务结束后，又形成了一天的数据。也就是再进行当日接诊的总结分析，然后就形成了一个不间断的循环。

为了让各位院长更直观地看到每一个环节具体怎么做，大家一起来看一下这个模板化的夕会案例：

会议主持人宣布会议开始，对于未能参加会议人员说明情况，比如王医生对患者的治疗还未结束，需要单独汇报。

主持人：

首先说一下昨日决议和今日查核状。

查核人：

（根据实际状况进行汇报）

主持人：

接下来由医生汇报今天接诊计划完成的状况及明日接诊计划，首先由X医生开始（汇报顺序提前安排并固定下来）。

医生1：

我汇报下今天接诊的状况，计划是复诊X位患者，预约的初诊X位，实际接诊状况是复诊X位，预约初诊X位，当日安排初诊X位。

第1位患者计划是……实际……原因是……要进行的改善是……

第2位患者……

（有相同状况的可以合并到一起汇报）

明天一共有X位患者，其中X位初诊，X位复诊，分别的接诊策略是……需要模拟的是X患者。

主持人：

请主任点评！

主任：

（根据出现医生分析的原因，如果有偏差，比如抱怨结果不理想是患者的问题，要进行即使的引导，例如门诊可以为他做哪些呢？还有呢？去引导医生从自身去找问题，其中包括和助手的配合。对于明日接诊策略有没有需要进行调整的，如果有，可以辅导医生进行调整）

医生：

（对于主任的点评和调整意见给予反馈）

主持人：请X医生进行汇报。

医生2：……

当所有医生汇报结束后，主任进行小结，然后散会，由医生和助手进行各自患者的接诊模拟，模拟过程主任可以进行支持和相应的辅导。

基于上述案例的过程，我们看到夕会过程中的各个环节，但每一步如何做好，才能保障会议的效果呢？我们一步一步分析。

二、会前阶段：当日接诊总结

表 5 – 1 后面三列是当日接诊结束后要填写的内容。

表 5 – 1　日接诊总结计划表后面三列

日接诊总结计划表									
日期：　年　月　日									
序号	预约时间段	类型	患者姓名	主诉	其他问题	诊疗目标与策略	达成状况	原因分析	改善策略

首先，达成状况是指诊疗目标的达成状况，经过接诊的过程，是否达成了上一次夕会设定的目标，每一个患者都要进行分析，分析是否完成了诊疗目标，并且是否按照既定的策略完成。

其次，原因分析。原因分析的主要内容是什么呢？如果没有完成既定目标，我们要分析一下问题出在哪里，是否没有执行设定策略还是策略执行了没有起到相应的作用，如果没有执行，是什么原因没有执行，是配合出现问题还是自己没有把握好沟通的时机。如果是策略没有起到相应的作用，那我们要分析是策略设置出现了问题，是我们对患者的状况判断不准确还是其他什么原因导致没有取得理想的结果。

我们在分析原因的时候有很多医生会分析环境和外在因素，比如项目的原因、价格的原因、门诊位置，甚至是患者本身的原因。实际上，我们应该分析自身的原因。因为一些外在的因素是我们掌控不了的，也就希望变相地证明出现问题不是我们的错而已，分析患者的状况，对于我们的改善和成长没有任何意义。不能从根本上解决问题，还会使医护人员养成推卸责任的习惯。

事实上，不论谁的错，业绩改善不了才是最核心的问题。我们不去面对自身的问题，改善自我，绩效就永远不会改善。

我们有很多方向可以对自己进行分析，比如可以分析医生的接诊过程存在哪些问题，医护人员的能力有哪些问题，执行之前的策略设定有哪些问题等。这个原因可以分层次，从没有达成的结果一层一层地剖析，才能发现问题的根源。

最后，改善策略。分析完原因，知道了自身存在的问题，就要去做相应的改善策略。既然已经知道没有达成目标的原因，就根据原因制定相应的改善策略。

醒客堂多年的经验告诉我们，问题的根本原因一般会归结到医生和护士的能力方面。我们要针对医生和护士的能力如何提升去制定策略，从技术和服务两个方面去做提升，技术方面的提升是个长期过程，可以外派学习或者安排院内负责技术的领导辅导。服务从两个方面入手：一方面是对于标准是否理解，可以通过培训学习完善；另一方面对于标准的执行能力可以通过内训师的辅导和训练提升。

三、会前阶段：次日患者分析

为了便于大家理解，我们先从次日接诊计划来看。表5-2就是夕会用的日接诊总结和计划表，框起来的部分是每天夕会前要填写的次日接诊计划。

表5-2　次日接诊计划

日接诊总结计划表									
日期：　年　月　日									
序号	预约时间段	类型	患者姓名	主诉	其他问题	诊疗目标与策略	达成状况	原因分析	改善策略

日期填写的是次日接诊日的日期，比如今天夕会前填写的计划，这个计划虽然是在前一日的工作结束去做的，但是日期填写第二天接诊患者的日期。

第 1 列是序号，一共要接待多少位患者，按照时间顺序填写。

第 2 列是预约时间段，患者预约的时间都有一个区间组成，比如九点到十点，或者十点二十分到十一点三十分，我们要对接诊的时间有一个预估。也就是说，我们在和患者预约时间的时候，其实就已经对于它治疗的时间有一个预估，尤其是复诊的患者。比如做根管治疗，必须要多次操作才能完成，那么第 2 次、第 3 次操作的时候，就能判断需要多长时间，假如我们在患者的口腔内又发现了其他问题，也需要在第 2 次治疗的时候一起处理，也要把这个时间加上。如果有一个很好的时间规划，对于我们的工作效率的提升帮助很大。

第 3 列是类型，类型是指患者是哪一种类型，他是复诊的患者还是一个初诊的患者。当然，有的门诊对于患者的分类更细致，如果是一个初诊患者，那么他是团购来的还是老患者转介绍，或者是路过看到门诊自己走进来的，类型可以根据每个门诊最后要分析的数据进行划分，可以根据门诊的不同自己设计。

第 4 列是患者的姓名。

第 5 列是主诉。主诉是患者主动要解决的或者经过沟通已经确认要解决的问题，医生和患者就本次要解决的问题达成了共识。

第 6 列是其他问题。很多患者虽然因为某一个问题来到门诊就诊，很可能还存在其他的问题或者隐患。我们对患者的牙齿有充分的了解，如果不能在第一次治疗时让他重视，那么要在后面的诊疗过程中解决这个问题，这样既能解决患者的牙齿隐患，又能提升门诊的客单价。

第 7 列是诊疗目标与策略。目标是这一次接诊过程要实现什么样的目标，只是治疗操作还有其他的项目要推荐给患者。如果只是治疗操作就相对比较简单，如果有项目推荐的目标，就要提前分析患者的需求状况，找到相应的切入点，根据顾问式思维模式设计沟通路径，并且和助手一起确认要沟通的内容，双方如何配合，要准备的工具及道具都要明确。

四、会中阶段：夕会汇报

已经做了当日的患者接诊总结和次日接诊的计划，为什么还要在会议上再做汇报呢？

第一，通过汇报的过程让管理者了解医生第二天的工作安排，从工作安排的过程看看有没有不合理的地方，可以做一些指导调整，更容易把工作做好，从中看看能给医生提供哪些指导。

第二，让医生在汇报的过程中再梳理一次思路，通过汇报发现计划的问题，或者对于第二天的安排了然于心。

第三，通过会议的形式去向领导汇报，跟同事展示。从某种意义上讲，它是一个公开承诺的过程。因为会议是非常有仪式感的。医生非常正式地汇报了自己的工作，那么就意味着第二天必须按照计划工作，同样在汇报当天工作总结时，如果没有按计划完成也会很有压力，所以夕会汇报的形式对于计划的执行有推动作用。

第四，在汇报的过程中其他医生会从中受到启发或给出更好的建议，大部分医生每天的工作安排都很满，很难有时间相互沟通，夕会就是非常好的沟通机会，可以取长补短。

五、会中阶段：主任辅导

医生汇报完之后领导要有相应的辅导。为什么在这里要有相应的辅导呢？有几方面的原因：

第一，领导的价值体现在哪里？体现在对下属的培养和工作的支持，对于医生没有办法掌控的状况，领导适时给出帮助。这种帮助从根本上讲，要对医生的成长负责，而医生的成长体现在哪里，体现在每个细节。

第二，领导的辅导也是为了保障第二天的接诊服务能够按照计划顺利地进行。

第三，领导在了解了医生次日的工作安排后，可以针对一些重点或情况复杂的患者在当天的时间段给予一些现场支持，提前和医生沟通一下支持的策略，这时候领导的价值就会体现出来。

六、会后阶段：模拟演练

模拟是整个夕会非常重要的环节。很多时候医生做了大量的准备，但是在第二天的接诊过程中并没有取得理想的结果，每个人都有自己的接诊习惯，当我们提前设定好策略，等到第二天真正地去面对患者接诊的时候又不自觉地回到了原来的工作习惯中，所以想要更顺畅地实现接诊，就必须通过模拟的过程来强化新习惯。

由于对于患者的很多信息都了解，所以可以部分预判患者的就诊过程，我们可以请一位同事去扮演患者，由负责的医护人员进行接待。这实际相当于走了一遍接诊的过程，提前做了预演。

在预演的过程中，每个人都能发现自己身上的问题，同时能发现双方合作不够顺畅的地方，或者在整个接诊过程中没有有效地抓住患者的需求，由此找出一些关键点反复地进行模拟和演练。只有这样，才能养成习惯，然后实现患者高满意度，最终实现一个高成交和高客单价的结果。

七、会后阶段：次日接诊

次日按照前一日的规划去接诊。

当接待一位患者结束时，医生应该跟助手做简单的总结，并且对下一个要接待的患者做策略回顾。如果有新的信息增加，需要做调整，那么医生和助手要及时调整接诊的策略，助手可以把总结写在日计划总结表里，这样就不用晚上再花费时间回顾。

对于下一个即将到来的患者，医生要做简单的准备工作。这样每个患者的接待就会更加精细化，准备也就更充分。

在这个过程中，可以增加主任的巡诊。由于前一天主任对于第二天接诊的一些患者状况有了了解，他可以合理安排时间，在医生有压力的时候提供一些支持。

在第二天的接诊服务中，主任作为领导要做抽查，确保接诊服务是按照前一日的规划进行的。因为只有查核，才能保证接诊计划按照预先规划执行。

八、夕会的推行

如何让夕会执行下去呢？在推行过程中要做相应的设计。很多医生刚开始的时候是不接受的，对于他们来说是增加了一部分工作，如果医生们认识不到夕会的价值，很难执行到位。

夕会是最小周期的改善会议，能有效推进接诊流程和服务的贯彻落实。如果门诊规模较大，可以分科室或分组进行。即使门诊只有一个医生，也应当由医生和助手共同开展夕会的工作。如何去推行夕会呢？可以分为三个阶段：

第一阶段：通过培训解决医生与医助认知的问题。培训是必不可少的环节，通过培训解决两个问题：

一是启动人员意愿，让医护人员了解夕会的价值，尤其是对于医护人员的工作有哪些帮助。我们在咨询调研过程中发现，医生除了技术和患者相关的工作，认为很多填写表单和开会都是浪费时间，更有人认为"领导闲得没事找事"，所以千万不要认为医生们对于门诊的决定很理解，他们只是不愿意冲突所以敷衍一下。我们在做培训的时候把上一节讲到的一些问题给医生剖析清楚，只有医生自己想要改变时，给方法才有用。

二是培训夕会的流程与表单的填写方法。在培训夕会的操作时除了讲解，还要加上模拟演练的环节，模拟演练才能让医生们掌握夕会的逻辑和执行方法，演练前把夕会涉及的表单填写好，然后按照夕会的流程演练，演练必须和真实的流程一致。

第二阶段：辅导夕会的进行。

培训完，虽然也进行了演练，但不代表医生们就能执行好，还要在夕会执行的每一个环节进行辅导，确保每个参会人员都理解会议的逻辑与每一个表格内容填写的要点。

这个辅导的环节也是加强医生接受并执行好夕会的关键环节，很多医护人员之所以执行打折扣是因为做不好，做不好又不承认自己的能力有问题，就开始抱怨任务不合理。为了避免这种状况，就要给医生最大的支持，让他们高效地做好夕会表单的填写工作，这个过程中也可以树立榜样，让好的更好，差的变好。

第三阶段：在执行中不断完善。

整个门诊管理时时刻刻体现着精益思想，就是不断精进，所以在执行的过程中要不断找到问题，并加以改善，让夕会发挥出更大的价值。

第六章

数字化业绩改善会

前面几章针对精益口腔运营管理系统进行了分析，但我们一直强调能具备自落地模式的系统才是真正有价值、可落地的系统。这一章就为大家分享精益口腔系统的自落地模式。

任何一个门诊都不可能停业三个月建设一套系统，所以能自落地的系统一定是在门诊正常运营的状态下就将新的管理系统落地了，这相当于在高速行驶的过程中给汽车换轮胎。

精益口腔运营管理系统的自落地机制就是在正常运营过程中完善系统的模式。通过每周、每月、每年的周期性数字化会议，在门诊正常运营的过程中找到问题、分析问题、设定专案本质改善问题、跟进改善过程、落实改善结果，从而推动全员持续改善标准，贯彻落实标准。

第一节 数字化业绩改善会

数字化业绩改善会是精益口腔运营管理系统的自落地机制，能在门诊正常运营的同时持续进行本质改善，落地精益口腔运营管理系统。

很多院长不了解会议的价值，从来没有思考过通过会议改善业绩的同时改善系统、落地系统。事实上，在口腔门诊管理中，会议是最基本的管理仪式，是口腔门诊管理水平最直接的表现形式，是能推进系统改革落地的核心工具。有专家说过，改变企业从改变会议开始。精益口腔运营管理系统也不例外！

从管理者的角度说，开会是树立管理权威最有效的方法。如果管理者经常开会，就会让下属不断强化我在听、我需要去执行这样的过程，潜移默化地形成了管理者做决策、下属接受并执行，也就是上决策、下执行的领导过程。

如果能够持续规范开会，口腔门诊就会进入正常的规范管理状态。全体医护人员是一个整齐划一的团队，而不是由一个个散兵游勇组成的团伙。只有全体医护人员整齐划一地按照门诊的要求工作，门诊根据运营实际状况，设定科学的本质改善计划，相关责任人按标准执行改善决策，才能真正实现在正常运营的同时落地精益口腔运营管理系统。

前面提到精益口腔运营管理系统不主张通过激进的改革落地系统，而是通过将一次系统改革拆分成很多小的改善步骤，每一次改善的内容都不大，经过多个小改善积累成一个大系统。这个改革落地的过程可以定义为一个小步快跑的系统落地过程。每一次小的改善都会被设定成一个改善专案，有专门的团队负责落地。通过数字化业绩改善会，根据经营的现实需求找到改善点，设定合理的专案，一步一步落地精益口腔运营管理系统，是精益口腔系统的自落地模式。

能够实现上述目的的会议，跟很多院长之前理解的会议有着本质的区别。精益口腔运营管理系统中的会议是一种改善型的会议。所谓的改善型的会议，开会的目的是解决问题，而且是从本质上解决问题。通过数字化业绩改善会既改善了业绩，又能实现本质改善，建设系统。

一、数字化业绩改善会的目的拆解

我们要实现改善型会议的基本目标就是让全员持续每天进行本质改善。全员持续每天进行本质改善就是要解决问题：通过开会知道问题出在哪里，针对问题准备怎么改，制定相应的改善策略，我们必须有一个明确的结论。同时，改善不是并为了解决这个问题而应急性地改，而是本质上的改变，我们把会议的基本目标拆解为四个要点，便于大家理解。

（一）要点一：本质改善

重复性出现的问题对口腔门诊的品牌和影响力会造成极大的损失和危害。所以，我们要做的本质改善就是把问题一次性从根本上清理干净、彻底消失，以后不再出现同样的问题。从口腔门诊整体业绩改善的角度思考，数字化会议的长期目标不只是为了发现问题、应对问题、解决问题，更重要的是通过本质改善彻底解决问题，让销冠医生和普通医生都能持续创造销冠医生的业绩，也就是让普通医生越来越接近销冠医生的水平。比如普通医生在改善之前可以达到 60 分，通过数字化会议的本质改善下次能达到 62 分，再一次改善能达到 68 分，每次都能让普通医生提升一点，每次都要真的有变化，这就是我们要做的本质改善。

（二）要点二：全员改善

口腔门诊中的每一个人都要持续改善，尤其是管理者要带着医护人员不停地做改善。前面已经讲过，领导把医护人员的活都干了，让医护人员闲着，医护人员闲着就传递负面信息，其实就是管理者的失职。管理者不仅要做改善，还必须带动医护人员持续做改善，否则管理者只顾自己改善，医护人员还在那里闲着传递负面信息，这个口腔门诊就不能发展了，口腔门诊文化也就变质了。

（三）要点三：持续改善

持续改善用五会系统来实现，五会分别是：年会、季会、月会、周会、日会。总院级别开的会议为年会、季会、月会；部门级别开的会议为月会和周会；门诊级别开的会议为周会和日会。

五会就是一个持续改善的关系，不只是每天开会进行一次改善，这周做了改善，下周还得继续改善，每周都要改善，不仅仅是为了每个月的目标，还为年度目标打基础。所以，我们把年度目标分解到季度，再分解到每个月，甚至分解到每周、每天。每次做改善的时候都要为这个目标服务，今年的改善做完了再继续做明年的改善，只要口腔门诊还存在就不停地持续改善。

通过这种有效的改善型会议，就可以让口腔门诊始终处于改善的状态。如果口腔门诊本身具备竞争优势，又在不断改善，那么就会取得最理想的结果：经常被模仿，从未被超越。

（四）要点四：每天改善

不仅要做到持续改善，还要每天改善。改善和前面讲的销冠医生孵化器是一样的，这是一种习惯建立并固化的过程。对于管理者来说，就是不断地强化改善能力，不断地超越自己的极限、打败自己的过程。

我们经常看到一个人很长时间不改善了，突然让他改善，他就特别痛苦、无法适应。特别是绝大多数口腔门诊都是维持型的管理者，不会主动去想如何创新、如何改善，而是每天处理日常事务，遇到事情就处理一下，推着走一走，实际上他们根本就没有在做管理的工作。

要强化全员的改善能力做每日改善，让管理者及全体医护人员都觉得改善是自己的基本工作，是常态。所以，改善必须每天做，强化自己的改善能力，养成习惯。

通过固定的周期性会议，打造全员持续进行本质改善的习惯，落地口腔门诊持续改善机制，是改善口腔门诊体制、落地精益口腔运营管理系统的基础工作。

二、什么是数字化业绩改善会

数字化业绩改善会到底如何让全员持续每天进行本质改善呢？数字化业绩改善会的核心内容可以这样概括：每个与会的管理者分析本部门上一周期的绩效数据，找出自身存在的问题，设定科学的改善策略并承诺改善结果，领导者在会上辅导支持管理者设定改善策略并确认改善结果。会后，管理者按照会议决议执行改善，实现改善承诺。其核心原理如图 6 – 1 所示。

为了理解这个原理，口腔门诊要精确定义指标的内涵：绩效指标是基于流程执行的数量和质量。

通过这张图中的例子可以看到：门诊按照标准接待一个患者就会产生一个数据——客流量；如果患者认可，我们就会进行患者信息登记，也就是留档量；如果患者有治疗意向，就会有相应的数据体现。通过这些数

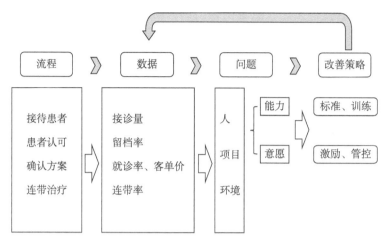

图6-1 数字化业绩改善会核心原理

据,管理者可以看到医生接诊流程标准执行的数量和质量。通过进一步的数据分析,可以看到医生是否按照科学的标准执行到位。

如果没有,那么问题在哪里?如何有效解决问题?出现问题的原因是多种的,可能是人的原因,可能是项目的原因,也可能是环境的原因,我们要有针对性地做改善。

从改善过程看,改善的源头是流程执行的结果,也就是前面讲的"双百工程":一百分的标准,百分百地执行到位。如果执行得好,当然没问题,就不需要改善。但是,我们往往会发现流程执行不到位,而且流程本身也不是一百分的标准。

在这种情况下,我们就要基于数据进行倒推,看看流程执行到这个程度满不满意,然后再分析一下是流程不科学,还是执行不到位。如果流程不够科学,就设定专案去改善流程;如果是执行不到位,就设定专案完善执行管理机制,改善执行的过程。

针对系统改善,大部分是标准的问题。按照精益口腔运营管理系统的整体逻辑,如果一家门诊没有形成整体的模式,那么医护人员就会按照自己的方式去工作。由于之前提到的人性负能量的因素,患者就得不到理想的诊疗,数据就会持续出现问题。这时就必须考虑改善系统,我们可以基于数据体系的问题,思考对应的系统有哪些缺失,缺少什么就设定专案改善什么标准。

假设前台接待无法让患者信赖门诊，因此无法得到对应的患者信息，以至于医生在面对患者的时候没办法进行有效的需求挖掘。我们首先想到的一定不是这个前台有什么问题，而是反思门诊有没有科学的行为标准。如果标准有了，再考虑训练方法是否科学，能否让她具备相应的能力；如果训练系统也具备了，再考虑激励模式是否科学，能否实现其主动运用能力服务患者的意愿；都没有问题了，再考虑门诊的管控标准是否科学；这些标准都是科学的，才去考虑门诊有没有有效地运用这些标准。如果标准不够科学，就设定相应专案建设标准。

如果标准都是科学的，理论上医护人员应该执行得很好，没有执行好可能是标准执行过程的问题，也可能是医护人员能力的问题，解决这样的问题就进入业绩改善的阶段。

从业绩的角度考虑改善，因为操作标准、激励制度一般建设好以后长期不变，管理者运用数字化会议的方式持续进行管控，那么绝大多数情况下都是人的能力问题。管理人员需要用销冠医生孵化器把销冠医生思维习惯植入医生身上，让医生具备这个思维习惯去执行到位。所以，我们在分析运营数据的时候，最后核心的改善点就是盯着人的能力改善。

需要强调的是，人员能力的改善培训并不是一个泛泛的概念化培训，而是有针对性的点对点的培训。通过数据分析找到医生具体的问题点，然后进行针对性的改善。

我们基于顾问式服务的流程，流程已经是一百分的情况下，假设通过数据分析发现了某医护人员执行不到位，原因是这个人不会判断患者的预算。此时，你再去给他整体讲顾问式是没有用的，因为他一听又是顾问式，又是这个老师讲顾问式，他觉得已经学过了就不再去听了，不会因为自己预算判断不好，在老师讲到预算判断的时候就惊醒过来去听。所以，科学的改善不是做笼统的大方向的培训提高，而是有针对性的点对点的改善，就像刚才那个医生，可以让他参加预算判断提高班，这也是我们在销冠医生孵化器中要把销售流程拆分成各个节点，再做成教材，进行有针对性的模拟训练的原因。

按照上述逻辑周期性地进行数据分析、改善执行，就形成了口腔门诊的持续改善机制，在改善业绩的同时落地精益口腔运营管理系统。

三、数字化业绩改善会流程

为了让这个原理落地，口腔门诊需要把会议的流程进行规范，形成标准化的会议模式。图 6 – 2 是数字化业绩改善会的具体流程，整个会议流程由决策人、汇报人、主持人、记录人四个岗位组成，共分为会前、会中、会后三个阶段。

（一）会前阶段

所有会议都是从会前开始的，很多口腔门诊开会很随机，院长有了新想法，马上组织大家开会，结果谁都没有准备，开会就不可控了，很难达成会议预期的目标，导致低效还没有结果。

会前都需要做什么呢？我们看一下流程图，首先上周的数据和查核结果发给决策者和汇报人，这些数据通过科学的设计，可以透视口腔门诊的运营过程，找到问题。

汇报人通过数据分析填写周计划表，周计划表是将分析问题、找到原因、制定策略的过程形成了标准化的模板，让每个管理者都可以运用科学的方法设定改善策略提升业绩。

决策人根据数据与执行追踪状况确定本周的工作重点和方向，虽然决策者没有做计划，但是心中对每个店如何做业绩改善，以及如何保障改善实现的结果内心已经很清晰了。汇报人上交周工作计划表，决策人审批。决策人基于之前分析的结果和方向找到汇报人周计划的问题点，帮助汇报人调整思维方式，重新定义工作计划内容，决策人审批后返回给汇报人；汇报人根据领导的审批意见修改周计划，再次上交，决策人根据汇报人修改的结果分析汇报人思考的盲点设计会上教练的重点，以保证会上有效地对管理者进行教练，提升管理者的改善能力。

会前的充分准备保证了会上决策的科学性，也保证了对管理者培养的针对性，因为信息全面，又有足够的思考时间，甚至会前准备的价值，甚至比整个会议过程更重要，是业绩改善的核心和关键点。

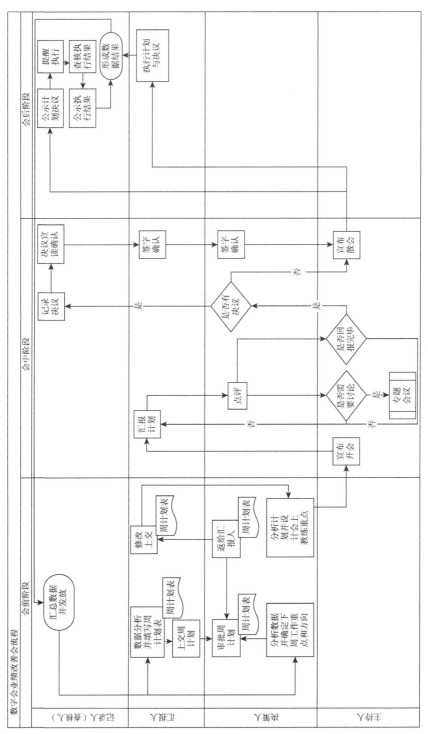

图 6 - 2 数字化业绩改善会流程

（二）会中阶段

会中阶段其实就是一个确认和承诺的过程。为什么说它是一个确认和承诺的过程呢？因为我们在整个会议过程中不去做讨论，如果需要讨论另立专题会议，这个会上只需要确认这个目标是不是自己认同的，为了达成目标，我的计划是什么样的、如何衡量计划完成的。

这个会议的过程需要主持人与决策的领导有效地配合，其实动作很简单，店长汇报工作，决策者点评，其他人过程中不得打断，主任汇报工作只阐述结果，不描述过程，主持人按照会议流程进行，但凡有讨论或者其他违规做法立即制止，保证会议正常进行。如有决议，则会议记录人及时记录，并在会议结束前确认决议内容。

一般而言，会议的决议有两个方面的内容：业绩改善决议和系统改善决议。业绩改善决议就是针对已经存在系统标准，但业绩没有达成目标的问题进行的改善；系统改善决议是针对因缺乏系统标准造成的业绩没有达成目标，通过设定科学的改善专案，进行系统的本质改善。

这些改善决议都应该是汇报者主动思考提出，并纳入工作计划，决策人根据现状审核专案内容的合理性和时间目标的科学性。

会中阶段实际上是我们引导管理者的一个过程，引导管理者做出目标和相应的改善的计划承诺。如果管理者没有自己做出改善的能力并且理解其中的逻辑，他就没有办法执行好。所以，会议的过程事实上是一个培养管理者的过程。

（三）会后阶段

这一阶段，监督执行是决策落实的一个关键步骤，公示决策、提醒执行、查核执行结果，就使口腔门诊变被动为主动，口腔门诊等待执行者主动执行，在执行者的执行主动性上大做文章是不可控的，必须从会前管理者自己做计划到会上承诺，会后监督执行都为执行打基础，执行落地才是可控和可实现的。

这样就可以将会上制定的改善专案纳入管理控制范围，跟进改善专案执行结果，保障改善专案落地，从而实现了精益口腔运营管理系统的落地。

我们会后对执行的结果的分析又会形成下一周期的工作目标和计划，

通过计划、执行、查核、改善，再计划、执行、查核、改善的过程，实现业绩的螺旋式上升，所以数字化业绩改善会的过程实际上是把改善的逻辑落地的过程，通过有效环节的设计来实现制定科学改善决策、培养能改善的管理者和打造改善执行力三方面的价值，最终支持我们系统的落地和业绩的改善。

会议过程中最重要、最有效的工具是业绩总结计划表，为了帮助大家深刻理解数字化会议如何在正常运营改善业绩的同时落地系统，下一节以周业绩改善会为例，为大家分享业绩总结计划表的核心逻辑。

第二节 《周工作计划总结表》

当院长们想要让改善落地时，却发现把想法变成现实难度是很大的。因此，我们强调，当一个想法或者一套模式需要落地时，我们需要借助管理工具和方法，而不是单纯靠院长的个人能力。

一、没有工具就无法落地

在给民营口腔门诊做咨询的过程中，我们发现，很多口腔门诊家对于机构的经营改善有很好的想法，当他们希望把这些想法落实时，会把想法说给自家的门诊主任、医护人员听。然而经常出现的状况是，院长所描述的和医护人员所理解的是有偏差的，甚至是完全不一样的，医护人员也就无法取得院长想要的结果。

其实，此时的院长和医护人员站在了对立面，院长自说自话，兴奋异常，希望医护人员能够按照自己的思路来做改善，但医护人员无动于衷，心想每天工作繁多，没时间做多余的工作，甚至认为老板所谓的改善毫无必要。于是，院长对医护人员越来越不满，总想再找一些"懂他的人"。与此同时，医护人员也开始对院长产生越来越多的怨念，双方逐渐出现矛盾并愈演愈烈。这样的口腔门诊，管理状况是非常糟糕的。

这些状况的根本原因在于院长的管理方法不够科学，无法做到傻瓜化、工具化和标准化。因为不够傻瓜化、工具化，医护人员就不会做也不会用；因为不够标准化，医护人员的理解就会有偏差，即便是做了也是南辕北辙，做的不是院长想的。在口腔门诊管理中，要想让模式落地，最简单的方法就是填表单，而表单的设计原则就是要标准化、傻瓜化和工具化，所以表单在口腔门诊管理中是最实用的管理工具。

我们基于标准化、傻瓜化和工具化的设计原则而设计的，用于帮助院长改善落地的工具表单就是《周工作计划总结表》。我们只需要制订出科学的计划总结表，所有的管理者按照表单里的要求去填写，只要填写准确就不会出现理解偏差。同时，这个表是有填写周期的，每周都要填写，如此往复，医护人员养成对本职工作进行复盘、改善和计划的习惯，从而实现全员持续、本质的改善，那么落地就变得非常明确且有序了。

在现代企业管理中，基于数字分析改善业绩的会议形式在世界级企业中是被广泛应用的，可以说会议数据化的深度和级别决定了一个企业的规模。

大多数口腔民营机构没有数字化管理，而是靠人盯人的方式进行管理，也就是我们常说的"人治"。与此相对的，规模化的民营门诊都是应用数字化管理的专家。

可以想象一下，如果一个院长每天亲自走访、管理三个门诊机构，是不是已经很辛苦了；如果用这样的方式管理上千家甚至几千家的口腔连锁机构会怎么样呢？每天管理三家，一年也只能管理一千多家，如果几千家就需要几年才能走访、管理一圈。几年后，我们再去关注管理过的第一家门诊机构，这个门诊机构可能已经不存在了。

所以，用"人治"的方式根本不可能管理规模化的口腔门诊。

根据我们的咨询经验，如果一个口腔连锁机构通过一天的会议进行数据分析并设定科学的改善策略就能掌控省级市场甚至大区级市场一个月的运营管理，这样的口腔门诊就可以成为全国性品牌；如果一天能搞定一个城市级市场一周的运营管理，就可以成为省级品牌。所以，计划总结表的数据分析周期和深度决定了民营口腔门诊的管控范围，从而决定了该口腔门诊的级别。

二、工具——《周工作计划总结表》

我们基于多年的研发及在口腔行业的经验，设计出了能够让全员每天进行持续改善的工具表单——《周工作计划总结表》。让院长通过一张表透视口腔门诊的运营现状，通过一张表能够把握口腔门诊运行的命脉，让口腔门诊的问题显性化，让门诊主任或者院长的改善落地步骤化、可视化。表6-1就是简单而高效的《周总结计划表》。

表6-1 《周总结计划表》

门诊： 汇报人： 时间：

上周工作总结							
数据指标总结	指标名称		数据总结			差异分析	改善策略
			上周目标	上周达成	周目标达成率		
	门诊业绩达成	营业收入					
		患者量					
		就诊率					
		人均费用					
	医生 A	营业收入					
		患者量					
		就诊率					
		人均费用					
		连带率					
	医生 B	营业收入					
		患者量					
		就诊率					
		人均费用					
		连带率					
改善专案总结	改善工作		执行人	上周目标	达成情况分析	改善策略	

续表 6 - 1

本周工作计划									
本周业绩目标	项目	营业收入	患者量		就诊率	人均费用	连带率		
	门诊								
	医生 A								
	医生 B								

	专案内容	执行人	验收人	计划进度							完成目标
				一	二	三	四	五	六	日	
本周业绩目标											

这张表的整体逻辑完全符合数字化业绩改善的逻辑，共分为两部分，一部分是上周工作总结，另一部分是本周工作计划。

为了便于大家理解，我们先看本周工作计划。要想设定科学的目标和计划，需要先设定可衡量目标实现情况的过程型指标和结果型指标，也就是绩效指标。绩效指标能够反映出医护人员执行流程的数量和质量。比如医生接待多少患者就是执行了多少次患者的接诊流程，所以患者量就是衡量流程数量的指标，而接诊率能够体现医生接诊成功或是失败，是衡量流程执行质量的指标，而每个患者的就诊金额也同样可以体现医生流程执行的质量，这个衡量指标就叫人均费用。这样我们就能通过绩效指标透视医护人员的过程表现。

有了指标就可以进行目标的设定，当然目标的设定要合理，也要有基本的原则；然后就可以根据实际达成情况与目标的差距进行原因分析，并制订改善计划。计划是实现目标的过程，因此，周计划表上的改善计划需要具体、详细。改善计划的第一列是改善专案，改善专案是支撑下一周经营目标的实现措施。

改善专案有两个来源：一是上周总结找到问题要进行的改善；二是为了达成目标主动性的改善。改善计划也要有目标，很多口腔门诊有计划，但是没有完成计划的标准，即改善计划的目标，就无法衡量执行人的达成质量，所有的计划都要有可衡量的结果。当然，在执行前需要有执行标准，这个可能不在周计划表里体现，但是一定要做。

当本周的计划经过一周的执行后，到下一周就要把执行的结果，即可衡量的绩效指标的数值或者完成情况填到上周总结部分里。上周总结有两个方面的内容：一方面是绩效指标完成状况；另一方面是上周为实现目标所做的改善计划的完成状况。绩效指标总结包含绩效目标、实际达成、差异分析和改善计划。实际达成与绩效目标之间的差距就是问题，所以在差异分析里就要找到问题产生的根本原因，然后进行本质改善。

差异分析一列就是要填写问题出现的原因，我们能有效地界定业绩问题是外部因素还是内部因素造成的。当然，无论是外部因素还是内部因素，我们要从自身去找问题出现的根本原因，然后制定改善方案。

改善计划一列要填写具体的解决方案，这个改善方案怎么落实呢？转化成一个专案，填到本周的改善计划里。改善专案包括上周分析出的近期问题所做的改善工作，以及为实现业绩目标所做的主动性的改善工作，要具体到每一天，因此，门诊管理者就可以帮助医护人员每天进行改善，进而逐步实现全员改善。"不积跬步，无以至千里"，成功要靠一点点的积累才能踏实、长久！在全员改善的同时，因为改善专案是根据下周工作的闲忙程度安排，具体到每一天的工作，再通过晨会或者夕会的把控和调整，从而实现全员每天在日常工作中进行改善的目的。

改善专案完成状况的原理也是这样的，不同的是总结的内容可能不是数值而是改善专案达成的状况。本周计划基于上周的绩效完成情况、改善工作完成情况及本周的现实情况设定新一周绩效指标和改善计划，周而复始形成一个科学的业绩改善闭环。所以，全员每天都在进行本质改善，这周改善专案做完了并不意味着结束，在下周要总结本周的改善是否执行到位，分析哪里做得好且对下周的数据指标有哪些支撑。好的地方总结下来变成标准让其他执行人学习和延续；不好的地方再继续改善，这样就真正实现了全员持续每天进行本质改善的最终目的，真正实现院长通过一张表管控口腔门诊的目的。

三、《周工作计划总结表》的操作规范

《周工作计划总结表》的每一部分该如何填写呢？基于醒客堂给民营口腔门诊辅导的经验总结出一些填写标准和规范，给大家借鉴参考。

（一）设定绩效指标

绩效指标如表6-2所示。

表6-2　绩效指标

上周工作总结						
	指标名称	数据总结			差异分析	改善策略
		上周目标	上周达成	周目标达成率		
数据指标总结	门诊业绩达成	营业收入				
		患者量				
		就诊率				
		人均费用				
	医生A	营业收入				
		患者量				
		就诊率				
		人均费用				
		连带率				
	医生B	营业收入				
		患者量				
		就诊率				
		人均费用				
		连带率				
改善专案总结	改善工作	执行人	上周目标	达成情况分析	改善策略	

表6-2中的绩效指标体现的就是前面强调的流程执行的数量和质量，既接待患者的过程和结果，包括最开始患者进入门诊，经过沟通患者相信门诊，于是患者愿意在门诊治疗疾病，以及患者最终选择的治疗方案所包含的内容和组合。

通过分析可以确定一些基本的绩效指标，例如患者量、留档率、检查率、就诊率、人均费用、连带率等，要基于每个机构的特点来设置。

患者到门诊进行咨询或者治疗这就是患者量，患者量也可以再细分为初诊量、复诊量及转介绍量等。

咨询接待后患者接受治疗就会留下信息，比如电话号码或者微信，这就是留档量。

留档之后患者在门诊进行治疗，这是就诊量。

患者治疗选择了什么价位的方案，这是人均费用。

进行了哪几个病症的治疗，采取了几种治疗方案的组合搭配，这是连带。

患者治完牙、购买完护理产品是用现金还是预存款支付的？患者是否办理了 VIP 卡？办 VIP 卡之后有没有进行预存？这些分别是办卡率和储值金额，这就是数据的基本来源和逻辑。

每个机构都可以根据自己的实际运营方式，按照整个流程执行的状况去分析并找到每个流程执行环节的关键点，从中找到重要的考量数据，然后把这些考量数据设置成考核指标，最终把这些考核指标填写到《周工作计划总结表》的指标名称中。

（二）填写目标

填写目标如表6-3所示。

"上周目标"就是在上一周的《周工作计划总结表》中设定的"本周工作计划"要完成的绩效指标数值，这个目标的设定有两个方面的来源：一是在不增加新的改善内容的情况下，根据上周的业绩达成情况进行分析总结，然后预测在此基础上下周持续进行将是什么样的结果，同时还需要考虑下周可能会出现的一些变化，比如淡旺季的变化、是否有节假日等，这样去预测下周的数据结果；二是结合上一周的《周工作计划总结表》中"改善策略"预期达成的目标做出本周的目标。最终由非改善工作的预期结果与改善工作的预期结果两个方面相结合设定出目标。

表6-3　填写目标

上周工作总结							
数据指标总结	指标名称		数据总结			差异分析	改善策略
			上周目标	上周达成	周目标达成率		
	门诊业绩达成	营业收入					
		患者量					
		就诊率					
		人均费用					
	医生A	营业收入					
		患者量					
		就诊率					
		人均费用					
		连带率					
	医生B	营业收入					
		患者量					
		就诊率					
		人均费用					
		连带率					
改善专案总结	改善工作		执行人		上周目标	达成情况分析	改善策略

绩效指标的目标设定要遵循 SMART 原则。绩效指标必须是具体的（Specific），要切中特定的工作指标，不能笼统；绩效指标还必须是可度量的

（Measurable），是数量化或者行为化的，验证这些绩效指标的数据或者信息是可以获得的；绩效指标在付出努力的情况下必须是可以实现（Attainable），要避免设立过高或过低的目标；绩效指标还要与本职工作相关联（Relevant）；最后强调绩效指标必须具有明确的截止时限（Time-bound）。

（三）填写实际达成

填写实际达成如表6－4所示。

表6－4　填写实际达成

		上周工作总结				
	指标名称	数据总结			差异分析	改善策略
		上周目标	上周达成	周目标达成率		
数据指标总结	门诊业绩达成	营业收入				
		患者量				
		就诊率				
		人均费用				
	医生A	营业收入				
		患者量				
		就诊率				
		人均费用				
		连带率				
	医生B	营业收入				
		患者量				
		就诊率				
		人均费用				
		连带率				
改善专案总结	改善工作		执行人	上周目标	达成情况分析	改善策略

填写实际达成就比较容易理解了，就是客观地从软件或者相关的数据中进行统计，得到实际达成的结果。

（四）进行差异分析

进行差异分析如表6-5所示。

表6-5　进行差异分析

上周工作总结						
	指标名称	数据总结			差异分析	改善策略
		上周目标	上周达成	周目标达成率		
数据指标总结	门诊业绩达成					
	营业收入					
	患者量					
	就诊率					
	人均费用					
	医生A					
	营业收入					
	患者量					
	就诊率					
	人均费用					
	连带率					
	医生B					
	营业收入					
	患者量					
	就诊率					
	人均费用					
	连带率					
改善专案总结	改善工作	执行人		上周目标	达成情况分析	改善策略

差异分析是《周工作计划总结表》的核心点之一，需要注意的是，差

异分析不是分析数据的差异，而是要分析产生差异的原因。也就是说，这里的差异分析应该叫作差异原因分析，强调分析出根本原因。

差异分析不是为了分析外部原因，比如患者的原因，或者大环境的原因等客观原因。虽然这些对结果会产生一定的影响，但这些并不是我们能解决的。我们需要重点分析自身有什么问题，客观原因可以一笔带过，比如由于大环境不好的原因造成患者量下降，但是患者量降低不只是大环境的原因，或许活动政策有问题，或许对外推广有偏差，或许学生开学了，这些都可能是影响患者量的因素。

这样，我们就需要把注意力放在分析内部原因上，而且这个原因分析要非常细致，细致到对每个环节的执行能力都有分析。分析的原因不是仅仅是说这个环节执行得不好，执行得不好这个问题在数据上已经可以看到了，而是要深层次地分析是由于什么问题导致的这个环节执行得不好。

比如人均费用低，由于患者的预算决定了人均费用的高低，在这里就要分析这个医护人员对患者预算的判断能力是否能够满足工作需要，要尽可能分析到医护人员能力的高低，这样就实现了点对点的科学的改善策略，我们可以说原因分析决定了改善策略是否科学。

（五）制定改善策略

制定改善策略如表 6 - 6 所示。

针对产生差异的原因制定改善策略，设定出本质解决问题的方法。改善策略一般分为两个方向：一是能够优化我们的系统；二是改善我们的系统执行力。优化系统就是完善标准，改善系统执行力就是改善标准执行力，也就是针对能力、动力、推力来制定针对性的改善专案。

这一部分是重中之重，是精益口腔系统的自落地机制的核心。只有设定科学的改善专案，才能真正实现"小步快跑"的自落地机制。如果改善专案设定合理，门诊其实不需要惊天动地的过程，在不知不觉之间就已经落地了系统，实现的门诊盈利能力质的飞跃。

表 6 - 6   制定改善策略

上周工作总结						
	指标名称		数据总结		差异分析	改善策略
			上周目标	上周达成	周目标达成率		
数据指标总结	门诊业绩达成	营业收入					
		患者量					
		就诊率					
		人均费用					
	医生A	营业收入					
		患者量					
		就诊率					
		人均费用					
		连带率					
	医生B	营业收入					
		患者量					
		就诊率					
		人均费用					
		连带率					

（六）上周改善总结

上周改善总结如表 6 - 7 所示。

这部分是对上周的改善情况进行总结，就是基于上周的工作状况做了差异分析之后有针对性地制定了改善策略，同时也设定了相应的目标。此时就要把改善策略的上周实际完成情况与目标之间的差距进行分析，并且需要做总结。

如果出现了改善没有达成目标，同样也要做原因分析，分析目标是否达成的重点在于分析设定的改善策略是否正确，分析改善的执行能力是否存在问题，以及分析改善的执行过程是否有问题。所以，这里的差异原因分析主要是找到这三个方面的问题，然后针对这三方面存在的问题设定下一步的改善计划，再把这个计划列入下周改善专案里面。

表 6 - 7　上周改善总结

上周工作总结							
	指标名称		数据总结			差异分析	改善策略
			上周目标	上周达成	周目标达成率		
数据指标总结	门诊业绩达成	营业收入					
		患者量					
		就诊率					
		人均费用					
	医生A	营业收入					
		患者量					
		就诊率					
		人均费用					
		连带率					
	医生B	营业收入					
		患者量					
		就诊率					
		人均费用					
		连带率					
改善专案总结	改善工作		执行人	上周目标		达成情况分析	改善策略

（七）拟订本周计划

拟订本周计划如表 6 - 8 所示。

在这里，需要注意在填写本周工作计划的时候，不是直接往下填写本周的绩效目标，而是要填写本周改善工作，改善工作的思路是把针对差异分析制定的改善策略转变成专案，大家一定要注意改善策略必须要变成专案。因为要把改善策略落地，就要形成一个具体的操作专案。专案就是把

表 6 - 8　拟订本周计划

本周工作计划												
本周业绩目标	项目	营业收入	患者量	就诊率		人均费用		连带率				
	门诊											
	医生A											
	医生B											
本周改善目标	改善工作		执行人	验收人	计划进度							完成目标
					一	二	三	四	五	六	日	

改善策略变成具体要解决的事情，然后再把要解决的事情分出步骤，接下来就是根据下周工作的闲忙程度，将改善工作按步骤规划到下周的每一天里，这样就可以实现全员每日改善的目的。

在安排下周每一天的计划的时候需要注意，这个闲忙程度是要根据整体门诊工作的闲忙状况来确定的，而不是根据管理者的闲忙时间，因为管理者的时间相对来说是可以调配的，而医护人员的大部分时间都是要接待患者并为患者提供服务的，是不可以随意调配的。所以，我们在进行改善的时候尽可能地避开医护人员忙的时间，让他们能够有时间去创造更多的价值，在医护人员闲着的时候再去做改善。

我们把改善策略形成了改善专案，并且按步骤进行了分解，但这并不算完，还要设定出改善的总目标结果，不是说改善了就完事了，而是要明确改善到什么程度、达成什么目标、要实现什么样的结果，这样的改善才能够做到有始有终、有的放矢。

这里改善目标的设定一定要符合 SMART 原则，因为业绩目标是数字化的很容易确定，但是改善策略很难去把它数字化，所以我们要将改善策略按照 SMART 原则制定，将改善策略尽可能可度量，制定可以实现的具体改善目标。

然后，本周的改善专案工作到了下周做总结的时候仍要填写在上周工作总结部分的上周改善总结处，同时对改善专案的执行情况及达成结果进行总结分析，然后依据分析结果制订下周工作计划。

（八）预测本周业绩目标

预测本周业绩目标如表 6-9 所示。

表 6-9　预测本周业绩目标

本周工作计划										
	项目	营业收入	患者量		就诊率		人均费用		连带率	
本周业绩目标	门诊									
	医生A									
	医生B									
	改善工作		执行人	验收人	计划进度					完成目标
					一	二	三	四 五 六 日		
本周改善目标										

我们填写的就是本周业绩目标，是基于历史数据及原有竞争力下的患者和业绩状况，结合本周的改善工作进行预测本周可能发生的情况，比如节假日出现的患者量变化或者活动政策产生的相关影响等，综合考虑设定出本周的目标。

需要明确的是，优秀的管理者对于下周目标的预测和达成最科学的情况是越接近越好，不是说实际达成超过预先设定的目标越多就越好，比如目标设定是 100，结果实际达到了 150，这是判断和预测的重大失误。我们要求目标的设定与实际达成的差距越小越好，如果目标是 100，那么我们期望完成 90~110，这就说明管理者对目标的预测是准确的，他对医护人员的改善和市场的掌控是心中有数、游刃有余的，所以专业的管理者就是要掌控全盘，能够精准预测业绩目标。

同样，本周目标在下周进行总结的时候再填写到上周工作总结部分的上周目标里面，然后与实际完成情况进行对比，并做差异原因分析及改善计划。如图 6 - 3 所示。

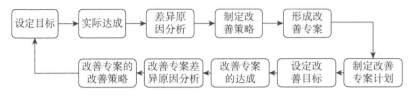

图 6 - 3　周工作计划改善逻辑

大家可以发现，《周工作计划总结表》形成了一个周而复始不断循环的改善逻辑。通过环环相扣的不断改善提高的过程，最终实现全员持续每天进行本质改善的落地。

大家会发现，这张表明确了改善专案对于门诊系统落地和改善业绩的价值，到底该如何执行改善专案以保证实现改善目标呢？本书下一章为大家分享赋能式改善专案落地模式。

第七章

培养改善型管理团队

第一节　赋能式改善

一、针对口腔行业现状设计

在口腔门诊中，为了实现新模式的落地，我们的策略就要特别针对口腔门诊的医生进行设计。因为大家都知道，其中最难的就是想要改变掌握门诊命脉的人。毫无疑问，医生就是掌握整个门诊命脉的人。

由于职业特点，我们认为医生普遍的性格是偏完美型的。由于医疗行业本身是一个高知行业，而医生本身又是学技术的，这就要求医生必须逻辑性好，做事很细致、很严谨。因此，医生的完美型性格既源于医疗行业的基本特征，又源于医生职业特性的必然要求。这就导致了医疗行业中的大部分医生的性格都是完美型的。

这一性格的优势在于严谨、扎实、细致、聪明，并且学习能力很强。反过来说，由于这一性格的人过于追求完美，对于自身的风险防范意识非常强。

基于这样的性格，在门诊推行一个新的模式时，医生常常会出现以下几种表现：

首先，很多医生会处于审视的状态，并产生一系列的质疑。比如"这个模式在我们的行业里适用吗""辅导系统落地的人是否专业""实现起来是不是很困难""是不是太理想化了"，等等。

事实上，这种审视的心态绝对不是有利于口腔门诊改善的心态，一旦开始审视，就意味着医生已经把自己放到一个比落地模式更高的地位，或者是与自己不相关的位置。在这种心态下，医生往往是游离于系统落地工作之外的，他们不会用心地投入，也不会真心地体会模式的好与坏，他们认为此事与自己没有关系，自己只是做评判而已。因此，我们会发现很多医生不太愿意融入口腔门诊系统落地的操作中。

其次，很多医生会过分关注自己的利益。为什么医生会特别关注自己的利益呢？这里我们总结了两个原因：

一方面医生要考虑自己将来会不会面临风险，比如他们会考虑这种改革模式将来会得到什么利益？为此要付出多大的努力？努力与付出是否成正比等。基于这样的顾虑，医生会进一步斟酌，万一出现了自己付出努力，却没有得到相应的利益，怎么办？谁来保护他们？那么做出这样的付出还有必要吗？为了保险起见，医生最后会考虑干脆不做改变了。这是一种对于自我风险意识的防控。

另一方面是自我保护。为什么需要自我保护呢？还是源于医生的完美型性格，使他们不太愿意面对自己的失败，所以担心新的模式推行的过程中，如果大家用得都很好，但是自己不会用，会很丢人；也可能尽管这个模式很好，但操作的时候不知道怎么做，会有挫败感。为了保护自己不受伤害，最终决定放弃和逃避。这也是在面对一个新模式落地时，很多医生出现的一种状况和压力。

最后，很多医生会有惰性。完美型的人偏于思考，但一个擅长思考的人，是不太愿意离开自己的舒适圈的，只愿意干自己擅长的事儿。但我们都知道新模式落地到最后一定是改变人的习惯，所以要想改革落地，医生就必须主动地改进自己的习惯，跳出舒适圈，在进入一个新的、不适应的环境时，要有一个逐渐适应和调整的过程。

很多医生会在此时选择逃避，为什么呢？因为医生固有的想法是自己已经过得很好了，自己是医生，学的是治疗技术，为什么要去考虑患者的感受？为什么要细心地琢磨患者舒不舒适？为什么要研究如何让患者接受方案？他们会认为患者是来治病的，只要把患者的病治好不就可以了吗？这就是很多医生不愿意做出改变，主动逃避时的思考。

因此，如果要真正地实现模式落地，就要想办法把医生的固有思维打破，让医生能够主动做出改变。其实，无论精益口腔门诊管理系统多么好，落地的过程才是最终决定成败的关键。

二、全员工作模式与口腔门诊系统高度匹配

说到系统落地，口腔门诊如果真的想要实现系统的落地，就一定要让全部医护人员的工作模式和口腔门诊的系统完全匹配，就是要让医护团队和精益口腔运营管理系统高度一致。简单来说，就是医生或护士擅长做这项工作，同时这项工作又刚好符合他们的能力特质，这就是最理想的结果。

我们是否能将一个系统直接呈现出来呢？答案是不行，如果这样做，我们会发现这样一种情况：假设以我们设定的模式来衡量医生目前的能力水平，可能只有40分，甚至只有20分，我们希望通过精益管理的模式使之提高到75分或80分。对于很多医生来说，由于审视、关注利益及惰性等原因，他们很容易产生负面情绪，排斥新的系统，甚至攻击，此时这个系统就很难在门诊内落地了。

根据多年管理咨询的经验，我们总结出一个能够有效促进系统落地的方式，就是将习惯前置。简单来说，就是我们希望让医生在还没有见到完整的系统之前，基于对他们逻辑上的梳理，帮他们分析怎么做才是最好的，得出一个相对科学的结论。当然，可能我们最开始精益的模式不是一次性就拿到一个100分的系统，但是我们可以让这个系统从30分涨到50分，再涨到70分。经过这种迭代式的持续改善循环，最终形成一个非常理想的系统模式。通过这种方式形成的系统，医生的接受度就提高了很多。

从我们对于医生的判断来看，医生的素质普遍比较高，比较通情达理，加之医生本身学习能力够强，只要我们能够为他们提供一个相对科学、安全的改善过程，避免让他们感觉到系统过于庞大、过于刺激、过于复杂。其实，医生的负面的情绪往往是可以引导和梳理的，他们是能够很好地接受并愿意参与系统改革的。

总的来说，改革落地的核心策略就是将习惯进行前置，让医生参与建设这个系统，让我们的核心管理团队参与建设这个系统。在设计的过程中，医生就会不断地挑战自己过去的思维和价值观，挑战过去自己的基本

假设。此时我们再去逐步地引导他们，让他们知道患者是怎么想的，怎么才能让者愿意接受我们，怎么才能创造出医生真正的价值。

随着时间地推移，大家已经逐渐接受医患沟通对于门诊业绩的影响。从业绩的角度讲，我们认为诊疗技术是基础，医患沟通是关键。简言之，就是没有治疗技术，业绩肯定不行，即便有了治疗技术，也不代表业绩一定能行。如果一个医生既能拥有好的治疗技术，又能配合上好的医患沟通，才能使业绩取得相对理想的结果。

基于上述基本假设，我们再通过引导医生主动的思考，共同设计出科学的管理模式，让每个医生的都能按照这个新的、科学的模式去执行，这样的策略是比较容易实现系统的落地和实施的。

三、在建设系统的同时培养人

我们针对中国口腔医疗行业的现实状况设计了赋能式的改革方式。所谓的赋能式改革，是院长带领着核心团队一起从设计系统—建设系统—运营系统—改善系统的改革过程。简单地说，就是让核心医生团队参与建设系统的同时提升自身的能力。相对应的，其能力的增长使他们能够与改善系统的能力要求高度匹配。

需要明确的是，赋能式改革强调在建设系统的过程中培养核心人才。我们如何把一个游击队培养成正规军，用到的核心方法便是图 7-1 中的学、练、做、讲、落五位一体的落地方式。

实际上，我们每进行一次系统的改革，都需要组织核心人员形成一个专案小组，这个专案小组的成员就是此次系统改革的赋能对象。

• 学：我们根据长期的项目经验发现，口腔门诊中的绝大多数人并不知道如何去建设一个系统，甚至不知道系统的概念。因此，我们需要先教他们理解系统，掌握系统设计的核心原理、原则和方法论。然后，他们会有一个认知，对改善系统的意义、目标、方向就有了清晰的概念。这个过程使他们能够认同新系统落地这件事并清楚接下来的工作方向。

• 练：很多时候，人们学了不代表会了，知道和做到是两回事儿，道

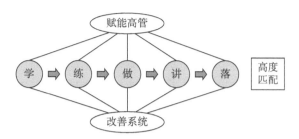

系统的设计者、执行者、改善者完全统一

图7-1 五位一体的落地方式

理很简单，但却是很多人忽略的。因此，需要给他们练习的时间，这和学生在学习新知识后，需要回家做练习题是一个道理。练习的过程中，我们可以将建设系统的大阶段分解成小步骤，设置成场景或习题让他们尝试着去做，一点一点地练习掌握。通过这样的过程，他们会发现，这些方法论其实并不难，他们是能够掌握的。通过一点一点地练习，逐渐让他们建立信心，慢慢淡化原本持有的审视态度，从而真正融入改革。

　　●做：经过练习，确定掌握了基本的技能之后，再让他们去执行操作建设系统的过程。也就是说，针对我们口腔门诊想要解决的问题，成员们参与解决问题的设计，共同研究出一个科学的方案。值得注意的是，这个过程中我们需要运用一些教练技术，引导大家主动思考。绝大多数医生基于引导技术的思考之后，会想到合理的解决方案。从他们的角度看，这个答案就是他们自己想到的，也会更加认可这套方案。如果他们的答案有偏差，我们在现场可以引导他们去做深入的分析，让成员们相互成为对方的镜子，从而去验证自身想法的不妥之处。经过这样的分析之后，就会得到一个相对科学的结论，即得到一个适合本口腔门诊现状的最优方案。

　　●讲：做出来方案之后不要让他们直接去执行，因为虽然经过了讨论，但也有可能没有真正理解其中的内在逻辑。也就是说，他们只是知其然，但不知其所以然。我们在落地执行之前，有一个讲的过程。有两层意义：一是让他们通过讲前训练的过程更深刻地理解系统的内在逻辑。当一个人可以把一项内容讲解得非常清晰时，他一定是对其内在的原理理解透彻了，这是内化的过程。二是当他们把方案清晰地讲解给执行层的医护人员听时，能够让医护人员理解这个系统是什么、如何去执行、将来会遇到什么样的问题及该如何去做调整优化，这对执行结果将起到非常好的铺垫作用。

●落：在专案小组内部讲完方案之后，我们需要设计一个有仪式感的落地方案宣讲会，告诉口腔门诊中涉及此项内容调整的，其他医护人员以后针对这个问题用什么样的方法和工具，如何更好地使用这些工具和方法，内在的原理是什么，有哪些场景可以应用。在这种条件下，专案小组的成员既是这个方案的设计者又是推行者，因此他们会非常努力地去验证方案的可行性和实用性，他们会身体力行。当其他人也从现实状况中看见了这些人身上好的转变时，也会主动参与其中，系统落地就水到渠成了。

因此，我们在建设系统模式的同时赋予了口腔门诊核心管理团队能力，然后这个核心管理团队将来能够自主组建专案小组并给专案的核心团队赋能，之后专案的核心团队再给口腔门诊其他医护人员赋能，最终形成口腔门诊内部系统改善落地的过程。

赋能是我们实施咨询项目时核心的方法和原则。只有经过有效的赋能，才能帮助口腔门诊持续改善系统，最终把整个精益口腔的管理系统在口腔门诊内进行深度落地。赋能在流程上该如何执行呢？我们将在下一节给大家分享专案的执行流程。

第二节 专案管理

一、为什么专案管理能够支撑系统落地

系统落地的核心原则是通过赋能的模式同时实现人才培养和建设系统，那么我们来研究一下如何才能让新的系统彻底在口腔门诊内生根发芽、落地开花？

我们的方法就是用专案管理的方式来推行系统。所谓的专案管理，就是在改善的过程中把一个大的系统拆分成几个模块，每个模块都有专门的人负责推进，当每个模块都实现了，那么整个系统也就顺利推进完成了。这也是我们咨询服务过程中一直在用的方法。

专案管理的落地效果好、结果理想，下面我们来分析一下为什么专案管理方法能够取得理想的结果。

（一）把系统改革分解成相对独立的模块，便于推进

很多门诊管理者学到一些新的模式和方法以后非常想在口腔门诊内推进、落地，但在推行的过程中发现很难操作，不知道从哪里入手。因为系统太庞大了，该从哪个点切入往往是让口腔门诊家困惑的事情。我们用专案管理的方法就能够解决这个问题。因为专案管理就是把一个独立完整的系统分成几个相对独立的模块，每个模块独立操作，每个模块有不同的负责人，每个模块由负责人逐步推进，那么整个系统也就在逐步推进。

精益口腔系统要落地到口腔门诊内部，我们在咨询服务的过程中会把整个系统分解成五六个专案，用三个月左右的时间帮助口腔门诊将整个系统彻底推行落地。表7-1是我们推进整个项目计划中的专案内容。

表7－1　项目计划中的专案内容

专案推进计划														
序号	项目专案	专案内容	步骤	负责人	成员	目标	时间							
							1日	2日	3日	4日	5日	6日	7日	8日……
1	流程优化专案	（1）	①											
			②											
		（2）	①											
			②											
2	医生培养专案	（1）												
		（2）												
3	前台与护士培养专案	（1）												
		（2）												
4	数字化业绩改善会专案	（1）												
		（2）												
5	夕会专案	（1）												
		（2）												
6	薪酬设计与晋升规划专案	（1）												
		（2）												
7	……													

在表中可以看到我们将整个系统改善的过程分解成了 N 个专案，例如流程优化专案、医生培养专案、前台与护士培养专案、数字化业绩改善会专案，等等。在系统推进的过程中，因为专案划分使得每个模块相对独立，有明确的目标，同时通过拆分成各个模块就可以判定各个模块的目标是否有效完成，实现有效管控，这样将一个系统进行模块化的拆分也就更加便于整个系统的推行。

（二）有始有终，以终为始，保障改革结果

口腔门诊改革怕的是有头没尾或是没完没了，通过专案管理的方式就能够让改革变成很明确的、有阶段性节点的事情。什么是节点呢？就是有一群人在某个时间点聚在一起确定要做这件事情，那么这件事情就有了开始。当这些人把这件事情完成，在某个时间点将成果交接，就意味着这件事情已经结束。这样有开始、有结束就意味这件事情有明确的节点。同时，操作专案遵循的是以终为始的原则。以终为始就是在最开始做各个专案的时候就想清楚最终希望达成的结果，然后基于专案完成后的理想结果来倒推当下应该做什么。在这种情况下，每一个专案都会有非常清晰的计划和具体的步骤，这样的计划和步骤就保证了最终结果的达成。

实际上，每一次系统改善都在走一个完整的 PDCA 循环，这样的循环才能保证整个改革是切实有效的。

（三）相关人员深度参与，保障落地质量

这里为什么要强调相关人员深度参与呢？一般我们在进行一个专案的时候会单独选出一批人兼职来执行，而不是用全职操作所有专案，同时我们会要求专案相关人员都参与进来。当进行医患沟通专案的时候，就会以医生和医助为主；当进行接诊流程优化的时候，就会把前台、护士、医助、医生都纳入专案小组，成为专案小组成员。在讨论问题的时候，涉及医生的问题就让医生发表意见，涉及前台的问题就让前台发表意见，这样的操作除了能够听到真实的反馈外，医护人员在深度参与专案推行的同时会有相互沟通的过程，很多时候医护人员考虑事情只站在自己的角度，并不理解其他人的想法和做法。那么通过创造这样的沟通环境、专案小组，让医护人员有了共同的目标，愿意围绕共同的目标去努力、配合。此时，大家就会发现想法不同是因为所站的角度不同、利益诉求点不同，就会找到自己不理解同事的原因，就会学着站在对方角度思考问题，相互之间的沟通就有了保障，彼此之间更愿意沟通、分享，也就实现了信息共享。这种信息共享让每个人把自己在实际工作中遇到的状况分享出来，同时把想法和建议贡献出来，最终专案就形成了相对理想的结果。我们始终认为通过这种方式产生的结果是靠谱的、科学的，同时因为深度参与，更加理解设计背后的逻辑与原理，执行的质量也是靠谱的、科学的。通过这个过程也就实现了在完善了系统的同时又培养人才。

由此可见，专案管理是最有效的能够帮助门诊把精益口腔管理系统彻底落地的方法。但是，很多门诊对精益管理系统的了解不多，要想让大家系统掌握精益工具也不容易，往往周期很长，可能会错过很多机会。所

以，由专业团队来辅导和辅助门诊系统改善的过程，效率会大大提升，操作的结果也会更加理想。

二、"九会"专案改革管理模式

接下来，我们针对专案制的管理模式进行一个详细的说明，我们将这种专案式的管理模式称之为"九会"专案改革管理模式。整个专案管理过程就是通过九个会贯穿起来的，如此形成一个完整的系统，从而保证改革系统有效落地。如图7-2所示。

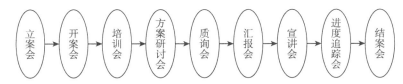

图7-2　"九会"专案改革管理模式

通过立案会明确主题和目标，同时确认专案负责人，以便其会后开始着手做准备工作；通过给专案成员召开开案会，来对专案的目标和工作安排进行宣导；通过培训会让专案成员掌握专案实施所应具备的操作技能和工具，培训会解决学员"学"和"练"的问题；接下来的研讨会、质询会和宣讲会相当于执行"做、讲、落"的内容。

按照培训的方法和工具，通过研讨会来探讨到底该如何解决问题，集思广益，研讨出具体的方案；再组织质询会探讨这个方案是否可行、科学，重新审视方案并在发现问题后及时调整和改善，然后再次质询优化，直到确认没有问题。

之后，就可以召开汇报会，汇报这个方案是如何做的？为什么会提出这样的方案？为落实方案需要做哪些准备？落地时需要如何配合并最终会得到哪些成果？汇报会有两个重要的意义：一是通过这样的形式，让领导得知专案的成果，同时确认是否可行；二是通过汇报，实现一次宣导演练，为后续给医护人员宣讲做铺垫。接下来，给团队召开宣讲会，因为在专案项目中，我们只是选择一部分核心人员参与方案设计。当方案出来后，需要让涉及该专案操作的其他医护人员知道改善的内容，如果涉及需要培训的内容，还需要在宣讲会上进行培训，此次的培训讲师就是参与专案的人员，如此专案成员便通过"学、练、做、讲、落"的循环，达到知其然并知其所以然。

怎么保证方案按期、有效地实践呢？进度追踪会。进度追踪会是有固定时间周期的，比如每周有一次进度追踪会，如果不是特别大的专案，那么可以把进度追踪会直接纳入周会。这就实现了运营门诊的同时，优化和完善了系统，最终将执行落地的情况追踪融合进周会。当一切都按期完成之后，我们要举行一个专案的结案会，结案会的目的是把整个专案的过程再梳理一遍，相当于复盘的过程。通过复盘，为大家未来再做改善打下扎实的基础，形成可复制的知识积累过程。

"九会"专案改革管理模式的原理，可以从两个方面理解：第一，它是一个完整的 PDCA 的过程。因为从立案会开始就已经明确目标，开案会、培训会、研讨会、质询会、宣讲会实际上是执行的过程，然后进度追踪会是查核的过程，结案会是改善总结的过程，因此其完全遵循 PDCA 管理改善循环。第二，整个专案的过程完全融入"学、练、做、讲、落"的内容，从而真正实现在建设系统的同时培养人。因此，才能将整个系统从根本上落地。

为了实现理想的"九会"专案改革管理模式，我们需要有明确的分工。

首先，需要一名专案负责人，他需要对专案的过程和结果负责，从而保证整个专案能够按期按质完成。一般来说，专案负责人是这个口腔门诊的重点培养对象，通过整个专案的把控提升个人的系统建设、系统改善和系统执行能力。

大家都知道通用电器有一个非常有效的模式叫行动学习小组。与此类似的是，丰田也有 QC 小组。实际上，无论是行动学习小组还是 QC 小组，都是非常核心的培养高管的项目。有一组数据足以说明这一点：在美国的 200 多家世界五百强企业中，曾经有 160 多家的 CEO 是从通用电器出去的，而这些人很大程度上都是被这种行动学习的模式培养出来的，大多数人都担任过行动学习小组的组长。而"九会"专案改革管理模式融合了行动学习小组的内在逻辑和方法，并针对中国民营口腔门诊现状进行了改进，从而更适用于中国民营口腔门诊。

除了有专案负责人，还要有专案成员。专案成员是从门诊中筛选出的与本次专案工作内容相关的人员代表，我们通过筛选出这些一线的操作人员代表来保证信息的全面性、真实性，因为他们最了解具体操作，让他们参与进来，有利于针对口腔门诊的现实情况设计方案。

除此之外，整个专案的管理还需要专家的角色，专家的能力水平决定了整个专案小组创造出的内容的高度，也就是无论解决何种问题，都需要有人为专案小组提供工具、方法和建议。比如咨询团队的项目总监或项目经理会承担这个专家的角色，给大家提供相应的方法论、工具的培训、指导。如果口腔门诊没有请咨询公司，我们建议还是需要有专家的角色，口腔门诊可以委派核心人员去参加外部培训，学习工具和方法，然后在口腔门诊应用。学习的主导方向除了医学技术类，建议以精益管理工具和方法为主，比如价值流图、A3 思维、QC 小组等。不过，从目前市场上流通的有关于精益管理的内容，绝大多数还是以生产型企业为主，所以需要他们进行深度的转化。这个转化的过程是比较难的，这也是很多非常重视学习的口腔门诊，除了接受大量的外部培训外，还会请咨询公司入驻口腔门诊的原因。

还有一个重要的角色是学习官，学习官负责记录整个专案过程，在结案的时候，把大家的学习成长过程做一个复盘。我们不仅把事做了，还能够在做事的同时清晰地记录每个人的变化，从而让医护人员看到改革的好处、自己的成长，医护人员对口腔门诊的信心、忠诚度和愿望都能得到大幅度的提升。接下来我们就细致地介绍一下"九会"专案改革管理模式中的每个会议具体怎样操作。

三、操作细节

（一）立案会

立案会一般是由领导者确定要开展的专案。在立案会开始之前，领导要先确定三件事：

一是目标，即什么时间要达到什么效果，要有明确的导向，以此保证立案会沟通的效果。

二是范围，即想要达成既定的目标，要完成哪些事，给予哪些资源和条件。比如我们想设计一个口腔门诊的接诊流程，就要先明确流程的范围，是从客户进门到医生接待接诊为止，还是一直到患者离开门诊结束。不同的范围，我们要设计的方案和后期的操作也是不同的，因此要先明确范围。

三是负责人，这也是最核心的一点。事实上，立案会的重点就是领导者与专案负责人的沟通，在沟通中要明确专案在什么范围内开展、拟订完成的时间及最终想要达成的结果，由该专案负责人来负责，是否能够接受，等等。

当专案负责人确认能够接受后，我们需要进一步给其安排两个任务：

第一个任务是让其选择专案小组成员，确定完成专案目标需要设定几个岗位，每个岗位需要几个人员，口腔门诊中哪些人员需要参加等。由此对我们的专案负责人就产生了一个要求，需要其能够对于所需人员进行筛选、了解和考察，同时这也是专案负责人拥有的一个基本权利。

第二个任务是制作专案计划。专案负责人要基于现有成员及专案目标，确定专案执行的步骤、每一步如何操作及操作进度等。在咨询过程中，一般是由咨询师作为咨询方的总负责人组织专案规划的制定，客户方会指派一位有能力及管理权责的副手共同参与。为什么不选择客户方的操作人员直接参与方案规划呢？因为操作人员往往没有管理权，对专案进度、操作流程等可能都无法掌控。因此，通常由我们经验丰富的咨询师与客户方商定，选择口腔门诊中符合要求的人员，排定整个项目的专项计划。

（二）开案会

在成员及专案计划准备好后，我们就进入了开案会的阶段。专案负责人需要邀请领导者及团队成员共同参会。会议上领导者要向团队成员明确成立专案组要完成什么，并且强调这件事的价值，让成员有意愿去做，且能够全身心地投入。专案负责人则要给大家梳理专案的目标、范围、专案计划及人员分工等。如果专案内分支或并行的步骤较多，也可以安排在专案组内部成立小组，每个小组再设立二级负责人。

事实上，开案会也是誓师大会。要求参与的成员全力以赴，承诺把自己所掌握的知识、技能贡献出来，共同完成专案目标。

（三）培训会

完成了计划分配后，我们要做的很重要的事情就是基于专案的操作需要，梳理还有哪些技能需要补充，由此去推动培训会。

培训会一般是由咨询方的老师或是本项内容非常专业并有能力培训的人来进行培训，在会上给大家提供相应的方法和工具。这里提供的方法和工具不建议是通用型的，而是要针对自己门诊的方法和工具。例如口腔门诊想做一个关于医患沟通的培训，那么现场讲的就应该是医患沟通中医生具体可用的方法和工具，而不是要一个大线条、没有任何针对性的、需要自己去转化的内容。这种培训是没有价值的，尤其不建议参加跨行业的培训，因为这种培训转化的周期太长，而且口腔门诊内部很难有能力去做这样的转化。

在培训会之后，大家就能得到一些非常具体的解决问题的方法。这里我们倡导的培训不只是老师单纯地讲课，这么做的价值不大，一定要在培训中带领大家现场练习，现场就进行辅导。经过老师专案辅导后，就能保证大家真正地掌握所需的操作工具和方法，这样的培训才是具有实效性的。如果我们所学的内容能够实现上午培训完，下午就能应用，这样的培训会才是最有价值的。

（四）方案研讨会

大家经过培训，掌握了一定的方法和技能后，接下来就需要专案负责人组织小组成员进行操作方案的研讨。研讨过程中要求分小组进行，负责人要保证研讨的进度及结果。必要的话，也可以请老师去辅导大家进行讨论。

为什么一定要进行方案研讨呢？虽然我们在培训中给了一些标准，给了实操的工具、方法，但是大家在实际应用的时候还会遇到很多不理解的地方，甚至可能有一些负面情绪，此时老师可以在研讨会及时地帮助解决这些问题。

研讨会上，成员会定义一些操作方向和原则，但是不一定能定义出全部的细节，我们需要在会上进行分工，明确参与成员各自需要针对方案的哪部分进行完善，什么时间上交，对方案进行整合，并且确定下次方案研讨会的时间。如此几次，直至将整个方案梳理完整。

（五）质询会

方案确定后，就进入质询会。一般来说，当呈现方案达到标准后，就可以推进质询会了。在质询会开始之初，每一组的负责人员要把自己的方案拿出来给大家讲解，专家会针对其中的问题进行提问和沟通，启发大家思考，推动大家进行深度的反思。

需要注意的是，质询会上我们要创造一个相对安全的环境，避免让大家觉得压力大，不要让学员感觉花了这么多心血做出来的方案被老师说得一文不值。所以，整个质询过程都是以支持、引导和帮助为基调进行的，让成员在一个相对轻松、互动感强、很有激情的环境下完成质询的过程，并且能够进行深度地反思。

（六）汇报会

经过几轮质询后，方案就相对成熟了。接下来我们就要准备汇报会。汇报的目的除了要把方案汇报出来，还要基于方案设计出具体的落地计划。在质询会确定方案后，汇报会开始前，我们还要进一步针对操作方案设计具体的执行落地的方案，准备完毕后才能进行汇报会。

汇报会其实就是领导对方案的认可和审批的过程。为了提升会议的效率，我们建议立案会、开案会、培训会领导是要参加的，方案研讨会可选择性参加，质询会建议参加，汇报会必须参加。汇报会上领导者要根据方案情况完成是否可行的决策。如果之前领导能够参加质询会，一般就把问题提前解决了，而汇报会则更多的是为了明确分工，确定下一步的执行计划。

（七）宣讲会

安排完具体的执行计划后，接下来就是口腔门诊内部如何将方案落地的问题，此时最核心的就是宣讲会。宣讲就是给相关岗位的人员进行具体操作讲解的过程。与培训会类似，我们建议宣讲的过程既要教学员怎么做，也要进行现场训练，最好能直接跟进考核，即使不能现场考核，也要在会后进行相关的考核。

在宣讲会之后，我们强调在落地的过程中，要把执行的结果通过数据的形式或者其他查核标准的形式设计到周会中。一旦方案宣讲了，执行者就要实际操作，此时我们再通过周会对执行效果进行管控和追踪，就能保证方案彻底落地。

（八）进度追踪会

从整个方案的设计到推行的过程中还要有进度追踪会。这一会议是定期执行的。为什么要定期执行呢？我们要让领导定期知道方案的进展情况。可能领导没有参与研讨会、质询会，无法掌控方案的推进情况，如果没有进度追踪会，专案负责人或专案小组团队成员有可能就会在进度上有所松散。毕竟大家的工作都很忙，只有把重要的事情往前排，才能保证方案有质量地按期完成。因此，我们需要通过进度追踪会保证大家对方案持续的投入度和稳定的成果输出。

（九）结案会

在进度追踪会的跟进下，前面提到的各项会议就能够按期完成，最后如期进入结案会。事实上，结案会是一个非常重要的升华过程。

首先，在结案会上我们要将整个方案从设计到推行落地的全过程做一个整体回顾，优秀的人员要进行奖励，做得不好的人员要批评，必要的情况下甚至可以进行处罚，让大家知道每个人的表现领导者都是非常关注和清楚的。

其次，要对于过程中每个成员的成长情况进行总结。这就是我们前面提到的学习官，在操作过程中要对成员的学习情况进行全程记录，掌握每个人在过程中付出了什么，同时拥有了哪些变化。比如原来不了解操作流程的，现在不仅会了，还能够给其他人进行培训了；原来不知道如何进行医患沟通的，现在可以做医患沟通的宣讲，给其他学员做辅导了；等等。其实，大家能够看到自己的变化，对他们来说是最有激励性的，也是最愿意参与的。

最后，汇报整个方案的结果，也就是方案执行后呈现了哪些成果，取得了哪些成绩，让大家再一次认可我们所做的事情，在今后的工作中能够更深刻地理解这个专案的目的，也会一直保持对这一专案执行的投入度。从参与这一专案的成员来说，他们在执行的时候一定不会跑偏，甚至可以成为一个样板和榜样，其他人员参照着不断地学习和改进，持之以恒地做下去，就能够保证我们的方案彻底落地。

基于"九会"专案管理模式，我们为很多口腔门诊进行了深度的改革，可以说这是非常有效的系统落地方式，建议大家要深度地研究，并且在口腔门诊内进行尝试。

第八章

销冠牙医复制模式

医生是门诊业绩的直接创造者，医生的能力决定着业绩的好坏。

前面明确了通过持续的改善是彻底实现精益口腔运营管理系统，最大的难点在于医患沟通能力的提升。本章提供系统的改善工具，彻底解决如何让每一位牙医持续创造销冠业绩的问题。

第一节　销冠医生孵化系统

要想让每一位医生都能持续创造销冠业绩，门诊首先要让普通医生具备销冠牙医的能力。事实上，一部分优秀的院长早已认识到医患沟通培养的重要性，他们确信医生的医患沟通能力是持续、本质改善业绩的关键核心点。为此，很多门诊已经投入了大量的时间和精力寻找各种方法来提升医患沟通能力。

一些门诊把医生派出去学习或者请老师来门诊授课。这种形式的课程现场互动氛围非常好，但实际收获并不理想；还有一部分院长让销冠牙医传帮带，也没有取得想要的结果。

方法用了很多，但最终只有一个共同的结果，就是没有本质的改变。普通医生依然还是普通医生，并没有被培养成销冠医生，门诊的业绩问题也没有解决，这就直接导致院长花了很多钱，又浪费了时间，很多院长甚至对此失去信心，认为医患沟通能力不可培养。

导致问题出现的根本原因在于，销冠牙医不仅总结出了自己的一套销售模式，更将这种模式变成了自身的工作习惯。将普通医生变成销冠的过程，本质上是医患沟通思维习惯改变的过程。

这个过程的实现，门诊不仅需要给普通医生一套傻瓜化的销冠思维系统工具，更要把这套系统工具植入普通医生身上，使之形成习惯。前面已经详细解析了傻瓜式的销冠思维标准的问题，这里再简单解析一下习惯植入的问题。

习惯是很难改变的。比如一个人平时走路习惯先迈右腿，现在让这个人改变原有的习惯，变成先迈左腿，这个人就会感到不自在，而且稍加不注意就又先迈了右腿，有时为了刻意改正过来，甚至有些不会走路了。这个改变原有习惯的过程绝大多数人都是很别扭、很难受的，一放松就又回到了原来的样子。

我们在日常管理中经常遇到这样的尴尬，明明知道这是对的，也非常认可，在理性的层面是接受的，他认为就应该这么做，甚至告诉你："老师，你讲得太对了，我明天回家就改。"可是等到他去做的时候，依然还是老样子，没有变化。所以，很多院长虽然把科学标准的工具给了医生，但是医生们依然不能真正改变自己的习惯。

为了从根本上解决销冠牙医培养的问题，我们强调改变习惯这一核心。能把普通医生培养成销冠的系统必须是销冠思维习惯的植入系统。

只有把傻瓜化的销冠思维系统植入普通销售医生身上，才能真正让普通医生具备销冠的医患沟通能力，才能批量复制销冠牙医，让每一位普通医生都能创造销冠业绩。

到底什么样的系统才能实现这样的结果？我们还要从根源理解习惯的养成和改善过程。

从心理学的角度讲，习惯是不可改变的，只能被替代。

依然用走路迈左右腿的例子：假设一个人习惯于走路先迈左腿，但这个习惯是错的，正确的做法是走路先迈右腿。这个人怎么改变这个习惯呢？这个人要确信迈左腿是错的，然后刻意要求自己每次走路都先迈右腿，逐渐建立起来走路先迈右腿的习惯，这时这个人同时拥有走路先迈左腿和先迈右腿的习惯，想起来就先迈右腿，忽略了就先迈左腿。接下来持续强化，越来越少使用走路先迈左腿的习惯，最终用走路先迈右腿的习惯替代走路先迈左腿的习惯，这就是一个习惯被替代的完整过程。这个习惯替代过程可以简单地总结为认知、建立、固化三个阶段。

同理，想让医生养成顾问式医患沟通的习惯也分为三个阶段：认知、建立、固化。每个阶段都有自己独有的方法，每种方法的顺序都是确定的，不能轻易调整。

门诊把普通医生培养成销冠牙医，实际上要经历很多次细节习惯的替代过程。要把所有普通医生都培养成销冠牙医，门诊就必须建设一套习惯植入系统，让上述多次细节习惯替代的过程在每个普通销售医生身上发生一次。

为了取得这样的结果，门诊需要组织一个内生销冠牙医孵化体系建设专案小组，这些专案小组的成员由人力资源和相关优秀医生组成。其中，人力资源部门需要根据本书提供的模式规划销冠培养体系的课程和训练方式，优秀医生经过专门的训练后成为销冠牙医培养的内训师，这些内训师承担起相关课程和训练模式的研发操作工作，本章将详细讲解相关方法和工具。

销冠牙医培养的三个阶段分别需要不同的方法和工具，内训师需要分别掌握相关方法。如表8-1所示。

表8-1　销冠牙医培养的三个阶段

内容	认知阶段	建立阶段	固化阶段
1. 建立信赖感 2. 需求挖掘 3. 方案推荐 4. 排除异议 5. 确认方案 6. 方案实施 7. 医嘱	培训＋考核	1. 内部情景模拟 2. 跟线作业 3. 辅助作业 4. 销售复盘 5. 患者资料卡设计 6. 内训师	1. 模拟 2. 神秘患者暗访 3. 跟线作业 4. 数据分析

一、习惯认知阶段

习惯认知的方法有两个：一是培训；二是考核。认知是知识层面的内容，以记忆和理解为主，不要求进行实际应用，所以培训 + 考核就可以了。

培训内容是傻瓜化、工具化的销冠牙医标准——顾问式医患沟通模式。其中既涉及销冠医生的思维，又包含销冠医生的知识体系。顾问式医患沟通模式可以通过相应的课程来讲解，知识体系则是配合课程的知识库，需要在讲透原理以后强化记忆——要把每个知识点烂熟于心，实现本能反应的应用。

为了达到这个目的，在培训之后还要进行考核。很多医护人员自认为已经学习过了、理解了，但实际上学到的只是皮毛，并没有理解出深度和内在的原理。而我们期望通过考核这种对他有压力的测试，来检测他是不是真的理解得足够全面，并到了相应的深度。即使他没达到学习的要求，我们也可以知道并再次进行辅导，所以培训 + 考核就能解决认知的问题。

二、习惯建立阶段

习惯的建立过程分为三个阶段，共六个步骤。第一阶段和第二阶段的四个步骤是要让医生做到知其然的过程，而第三阶段的两个步骤则是知其所以然的过程，使医生做到深刻的理解，在实际工作中能够根据患者的情况随机应变、灵活运用。如图 8 - 1 所示。

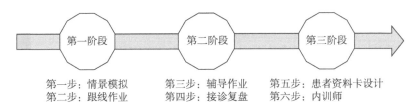

图 8 - 1　习惯的建立过程

第一步：情景模拟。

当医生对理论有了认知之后，我们要给他一个应用场景，让他在这个场景中进行思考和应用的练习。

之所以用使用情景模拟的方式，主要是因为对门诊来说，如果给医生讲完理论就让他直接面对患者，就意味着他可能不仅损失了客流，没赚到应该赚到的钱，还可能造成患者的不满意和投诉，这个不容小觑的损失是门诊不愿意承担的。

未经专业训练的医生是门诊最大的隐形成本！

因此，我们就要给医生模拟练习的场景，把已经学到的知识进行场景化的应用练习，用自己人练习，熟练掌握之后再面对患者，这样就可以避免客流成本的浪费，并大大降低隐形成本。

还有一个非常重要的作用就是情景模拟还可以做视频拆解，在实际诊疗过程中不能明晃晃地对着患者录像，而在情景模拟的过程中就可以录制视频了，这样我们就可以根据录制的视频进行视频拆解，可以反复拆分并细致地针对每一个环节的问题，对医生进行科学的辅导，进而提升医生的能力，建立医生的习惯。

事实上，情景模拟的核心价值就在于录制视频，帮助医生分析问题，针对患者情况进行点对点的辅导改善，这就是让医生应用化思考的第一步。

第二步：跟线作业。

跟线作业是与情景模拟同时并行使用的，这是因为一个成功的经验老到的内训师医生在接诊过程中，就是在一直应用我们所教的顾问式服务思维和方法，那么新医生就可以在跟线过程中观察到这种思维和方法在现实中的应用场景和过程，对此有相对清晰和感性的认知。

有了认知之后，受训医生可以把跟线作业所观察到的过程和自己所做的情景模拟过程进行对比，这对他的成长会有更直接的帮助，相当于既有情景模拟训练的场景化的过程，又可以与现实中真实场景过程进行对比分析，也可以对自己所学到的内容有更深度的理解和把握。

为了能够让受训医生更好地深入理解，我们采用的简单的方式就是做教练总结。

具体操作就是当医生跟一个教练进行了一次跟线作业，也就是接待完一个患者之后，教练就要留出 20 分钟的时间和这个医生一起分析，并对整个接诊过程做一个完整的总结，分析患者的性格类型和患者的需求，然后总结教练在面对患者的整个接诊过程中，采用了什么方法挖掘需求，是如何判断患者的需求，怎么了解的患者的预算，又用了哪些方法来推荐方案等。

医患沟通的各个环节在整个跟线作业的总结过程中让医生不断地进行深化、细化，使他更能够理解所学到的知识，然后能够在情景模拟中深度应用这些方法。所以，情景模拟和跟线作业的配合使用可以很好地引导医生进行应用化的思考和实际操作。

第三步：辅导作业。

当医生已经经过情景模拟和跟线作业的考核之后，我们就进入了第二阶段，和第一阶段的两个步骤同样，第三步辅导作业和第四步接诊复盘也是一起应用。

医生经过持续的模拟训练和跟线作业之后，已经能够半独立地面对患者的时候，这时我们就要让医生半独立地面对患者，但是教练一定要全程跟在旁边。当医生面对患者出现了解信息不全面或者对患者判断出现失误的情况，教练要及时补充。教练再出面补充时是自然介入，不能过于唐突使患者发现异常，这就是辅导作业。

实际上，这就是教练在旁边跟着医生支援他，当他操作有错误或偏差的时候，教练就迅速帮他纠正、补充和完善。首先要保证患者不流失、节省口腔门诊成本，然后再通过教练帮助医生进行总结分析，更好地应用所学的知识，这就是辅导作业的总结教练的过程。

第四步：接诊复盘。

最理想的情况就是我们有条件，能够把这个患者的所有信息都记录下来，最好是能录音或者能录像的情况下进行深度的复盘。深度的复盘和总结教练的目的就是要让医生知道教练为什么要去支援他，帮他说哪些话。当教练说完这些话之后，患者的反应是否会有变化。如果有，是什么样的变化，患者的决策是不是因为教练的支援有更好的结果。这样，教练和医生对接待患者的整个接诊过程再进行深度的总结。

如果是接诊复盘，那就需要具体分析这个患者的每一次反馈和我们跟患者的每一次沟通，因为在服务思维里都讲到在与患者沟通的过程中，患者总是会通过各种形式给你传递一个信息，你经过思考之后就要对患者有一个应对策略，然后患者再给你一个反馈，自始至终都是一个持续思考的过程。

接诊复盘就要做到每一个环节都要做一次这样的复盘，这样就可以更深入地分析很多细节，相对精确了，这是一个更好的增强医生深度理解的方式，是工具应用的深化过程。这样，经过辅导作业和复盘的考核，医生就会正常应用，就能够上手干活了。

第五步：患者资料卡设计。

只是让医生能够上手干活还远远不够，因为我们不只是想让他深度理解和掌握，还要让他能够灵活应用，从60分尽可能地达到70分或者80分甚至更高，因此，我们就需要第三阶段的两个步骤患者资料卡设计和内训师来实现。

有的口腔门诊可能已经有患者资料卡了，就在此基础上不断完善。如果是一个没有患者资料卡的口腔门诊，那么我们现在就需要通过新医生入职的过程设计一个患者资料卡，只要填写这个患者资料卡，我们就会对患者有深度的认知和了解。新医生通过这个患者资料卡就可以确认需要了解哪些患者信息，通过这些患者信息分别分析出患者是什么样的，购买决策的支撑要素是什么，了解到患者的显性需求和隐性需求，所需要项目应该具备什么样的功能和特征等一系列信息，这样把患者资料卡的相关信息都解读出来以后，就要开始进行判断，包括判断患者治疗周期及选择倾向。也就是说，决策内容的判断都可以通过患者资料卡进行练习，设计患者资料卡是一个非常有效的方法。

但是要想科学准确地设计出患者资料卡的难度是非常大的，初期让医生直接做患者资料卡设计对他们来说压力和难度都太大了，只有当他们已经掌握了全套的知识内容，再将患者资料卡设计作为一个深化的训练方式。所以，让医生做患者资料卡设计的前提是要保证他对所学习的内容达到了一定的理论高度，这才是时效有用的。

第六步：内训师。

在医生已经达到一定的理论高度并能够进行科学的患者资料卡设计之后，还要打造一个能够灵活应用并完全内化的过程，那就是做内训师。教是最好的学，这是我们一直都在强调的方法，通过医生做内训师的过程，他不仅要知其然，还要讲出所以然。所以，医生在教的过程中就能把很多原来只是会做，但不知道也不理解这么做的原因领悟透彻，并将前后因果关系联系到一起，做到知其然知其所以然。

此时，医生在习惯的建立上来说就已经是深度习惯的建立，我们强调的这个深度不是浮于表面的，而是真正地深入骨髓，医生有了方向知道如何挖掘患者需求、到底哪几个细节可以确定患者最看重方案哪个方面的效果、通过哪几个信息知道患者到底想花多少钱。有了这样的过程，能够达到这种程度，我们认为医生的习惯就基本建立起来了，基本没有问题，接下来就是如何把习惯固化下来。

三、习惯固化阶段

习惯的固化就是突破人员的思考极限的过程，把普通医生的思考极限拉伸了，我们已经知道如果不持续拉伸，这种思考的极限就一定会退化。所以，我们就要用一些持续的方法来保持，不过在这个阶段练习强度就会变小，不用像习惯建立的过程那么集中和激烈。这样我们就利用一系列习惯固化的方法，包括基于数据分析进行深度改善、暗访分析和阶段性的情景模拟考核等习惯固化的基本方法。其实，这个阶段就是一个检查和抽查的过程，也就是固定的检查和不定期的抽查相结合。

固定检查就是数据分析，每周都进行相应的数据分析，只要数据出现差异，那就说明操作出现了偏差，马上去改善。这就是一个持续的过程，关于如何做具体的数据分析，我们在第三章数字化业绩改善会中进行了详细解析。

不定期的抽查就是要暗访，暗访的目的是要在医生完全不知情的情况下，了解到医生面对患者时最真实的操作过程到底是什么样的。暗访有两个核心价值：第一个价值是能够精确发现医生对具备销冠医生能力还有哪些方面的缺口；第二个价值就是配合数据分析，能够验证数据分析的准确性，从而辅助数据分析准确找到具体原因。因为分析数据差异产生的原因有几种，并不确定具体是哪一个因素造成的，所以通过暗访就能准确知道具体是哪个原因导致的。

在这里阶段性的情景模拟的价值其实跟暗访差不多，但是情景模拟有一个尴尬，因为情景模拟时，医生知道这是考核，就会有压力，就会努力按照规范来做。一般情况下，医生的真实水平只是情景模拟时水平的70%，所以在实际改善的时候阶段性的情景模拟并不能真正帮我们指导改善，而暗访是医生在不知情的情况下的自然表现，这对于我们的指导改善及数据分析的补充会更准确。所以，将这些方法结合到一起使用就保证了习惯的固化。

上述销冠医生培养的认知、建立、固化工作，主要由内训师完成。内训师培训的核心优势是实效，理想的效果是上午听完了下午回去就能用。学员在学习的过程中会觉得学习内容是和工作紧密衔接的，是有实际价值的。口腔门诊只能依靠内训来解决医生能力成长和发展问题，口腔门诊的内训师团队才是口腔门诊安身立命的根本，是口腔门诊的脊梁骨。

第二节　培训课程设计

习惯的认知需要用到培训的方式，培训就需要培训教材，教材能让学员对于我们所教的内容有清晰的了解。同时，每一个内容不是只做一次培训，如何保证多次培训使学员接收到的信息是一致的呢？就是用教材，教材也是一种传承，让我们的培训内容形成标准。所以，培训课程的设计能力也是口腔门诊内部非常重要的能力。

一、课程设计之难

在口腔门诊的实际培训组织过程中往往会遇到很多压力，首先面对的就是不知道如何去设计课程。我看过很多门诊内训的课件，真的是五花八门。

第一种是大篇幅罗列看不出重点。比如一堂补牙新材料应用到分享课程，通篇都是各种补牙的图片。诚然，应用的场景是各种补牙的场景，但是用这样的课程能取得什么结果呢？还有就是通篇的文字，密密麻麻好像把书搬到了课件里，学员看到哪有心思听课。

第二种是没有针对性。学员想学的和老师想教的不是一回事儿，有可能学员对于自己需要学习的内容并不清楚，老师也没有引导，所以结果并不理想。

还有第三种、第四种状况，就不一一列举了。

当我们没有办法将一些标准用教材的方式呈现出来的时候，就很难取得理想的结果。可想而知，内训师不知道如何传递相应的内容，医生和护士也很难理解门诊要传递给他们的知识和技能，既浪费了大量的人力、物力，又没有对门诊的绩效产生实质性的帮助，而且造成医生厌学，赔了夫人又折兵。

为什么设计课程有如此大的压力呢？很多时候是我们没有从学员的角

度考虑，不了解学员的需求，对于想要实现的目标没有清晰的认知，也不知道如何通过有逻辑的组合去实现培训的目标。

我服务过的一家门诊有自己的培训部门，看到他们以往的培训教材，我觉得应该叫资料记录。我问了几个问题："每个课件制作都用多长时间？比如这个课程培训的目标是什么？怎么实现的？"他们培训负责人马上意识到问题了，跟我说："老师，我知道肯定有问题，以前做课件都压力极大，做出来自己都看不过去，关键我们培训部这几个人能做课程设计的就一两个，每次设计课程都觉得自己了不得。"

我给这个部门负责人讲了课程设计的逻辑，他如获至宝，激动地说解决了他们部门的大问题，也解决了他的管理问题。

后来院长再去参加他们组织的培训感受到了质的变化，这都归功于这套课程设计的方法。

门诊要做的是为内训师提供一套标准化、傻瓜化的实效教材制作工具，让内训师制作教材时直接按照这个逻辑往里面填空就行了，这样就可以批量培养能制作专业教材的内训师。

二、课程设计的方法

如何用一套科学的方法解决课程设计的压力呢？如图 8 -2 所示。

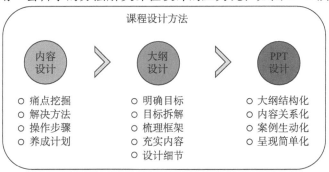

图 8 -2　科学的课程设计方法

课程设计可以用三大步骤来解决：内容设计、大纲设计和 PPT 设计。内容设计是结合课程想要实现的目标，通过四个部分来解决，这四个部分可以称之为内容设计的通用法则，放在绝大部分内容上都是适用的。这部分内容的详细介绍在《门店销售冠军复制系统》那本书里详细讲过，这里就不再单独展开论述了，而是融入大纲设计里给大家阐述。把内容梳理成三级大纲，这是非常重要的步骤，大纲设计的成败直接影响课程的结果，我们会重点讲解。大纲梳理完成最后要用 PPT 的形式呈现，PPT 是一种表现形式，所有的内容都以大纲为准，可选择的模板也很多，比较容易学习，这部分内容就不在这里分享了。

三、课程大纲设计

课程大纲设计是通过课程大纲工具把内容梳理出来，并使得每部分和不同层次的关系更加清晰明确。如表 8 - 2 所示。

表 8 - 2　课程大纲设计

课程大纲						
培训对象					课时：_____小时	
课程目标						
时间段	一级目录	二级目录	三级目录	内容说明	互动案例设计	备注
	痛点挖掘					
	解决方法					
	操作步骤					
	养成计划					

（一）明确目标

目标导向是一个很好的原则，培训课程更是如此。

很多人设计课程找不到方向，很多时候就是目标不清晰：不知道通过这样的培训想让听课的医生或者护士有什么收获或者变化，所以课程设计的第一件事就是要明确给什么人做培训，是医生、护士还是前台，通过课程要实现的目标是什么，目标不仅要明确还要合理。什么是合理呢？

领导们对于培训的预期很高，希望通过一次培训解决医生的能力问题，事实上很难实现，培训只能解决认知的问题，所以我们要合理规划目标。一般来说，通过培训让学员了解某方面技能的逻辑与操作方法，再通过有效地辅导和练习逐渐掌握这一技能。

（二）目标拆解

有了目标，如何去实现培训的目标呢？

我们先看表 8 − 2 中的一级目录，我在上面表中把一级目录填到里面了，这就是内容设计里的四个部分，当然名字是要改的，内容就是这几方面。也就是说，通过四个部分的内容设计来实现培训的目标，怎么实现的？通过痛点部分让学员了解到目前状况对于自身的限制，认同要通过学习改变现状。为什么是挖痛点的方式呢？因为痛才使人愿意做出改变，而且意愿更强烈，就像很多人为什么能下定决心减肥，往往不是因为减肥后更健康、更美丽，而是因为别人异样的眼光、相亲失败、工作受阻等让人痛苦的原因才改变的。

当学员意愿被调动起来的时候，就迫切想要一种方法来消除痛苦，我们此时再推出方法，这个方法是被期待的，是学员需要的，而不是老师强行灌输给学员的。解决方法一定以有逻辑的模型的形式展现出来，让人一目了然又豁然开朗。

这时候，学员才会更加期待老师来解释一下这个方法，具体要怎么做呢？我们再讲第三部分操作方法的时候他的思路才能跟着你走，因为很多方法讲起来确实无趣，但是基于他想要了解，即使过程不生动，他也可能听得津津有味。

第四部分要结合课程的内容去设计后面辅导、考核和工作应用的跟进计划，让每一次课程都能延续到工作中，当然这可以与情景模拟、跟线作业等结合操作。

通过这四个部分内容的设计就能实现我们的目标，缺一不可。

（三）梳理框架

一级目录的逻辑清晰了，接下来还要设计二级目录。

二级目录和一级目录什么关系呢？二级目录是支撑一级目录实现的，比如痛点挖掘这部分内容，我们知道痛点挖掘的目标是让学员感受到目前的方法的痛苦，从而迫切地想要改变。

怎么做才能让学员迫切地想改变呢？从几个方面去设计？我们设计的方法有四个步骤：现状、危害、原因分析和愿景。

第一步，从现状讲是可以客观描述出来的，是学员和老师共同能看到或感知到的，当然这部分可以去调研，也可以从诊室的视频中调取一些接诊片段或者找一些已经完成的病例，尽量不要用现有医生的案例。

第二步，根据现状带领学员一起分析这种状况的危害，而且大家越说就会越觉得问题很严重，一定会反思自己是不是也有这种状况。

第三步，分析为什么会出现这种状况。只有了解深层次的原因才有可能去解决，解决方案一定是对应着根本原因的。

第四步，告诉大家如果能解决会怎样？用一个正面的案例给大家一个愿景，这样才能让人觉得是可以解决的。

这四个步骤就是实现痛点挖掘的目标的。

同理，其他部分的二级目录也是支撑其对应的一级目录实现的，三级目录又是支撑其对应的二级目录实现的。

（四）充实内容

三级目录设计好了，就代表课程的框架已经出来了，再把内容做一下设计，让每一部分都有血有肉。

（五）设计细节

为了实现培训的效果，还要考虑每一部分内容如何展示，是否需要添加一些互动环节或者是案例，如何添加，怎么过渡和承接效果更好。比如有些环节可以做个互动，我们在讲操作细节时，不妨让医生或者护士来体验一下患者张着嘴的治疗过程，通过这样的方式让医生或者护士切换角色体验一下患者的尴尬和狼狈。这样他们就更能理解患者的心情。方式有很多，原则只有一个，就是为目标服务。

四、课程设计的技能养成

如何让内训师真正掌握课程设计的技能？要制订行动计划。

制订行动计划的主要目的是为了让内训师主动接受下一步的考核和练习。有个现实的问题是学完回去到底能不能应用。有一部分特别优秀的人回去就可以用了，但是大部分人还不能靠自己来实现实际操作，这就需要不断地辅导和练习。

我们可以根据需要设计的一些课程，让内训师结合所学的内容进行设计，再进行相应的辅导修改。当内训师逐渐掌握这些技能，我们就可以要求所有的课程设计内容都必须按照这样的方式去设计，并将这样的课程设计要求写入内训管理制度或其他相关制度里。

第三节　情景模拟与接诊复盘

当医生对方法和工具有了认知之后，要给他一个应用场景，让他在这个场景中进行思考和应用的练习。之所以使用情景模拟的方式，主要是对口腔门诊来说，如果给医生讲完理论就让他们直接面对患者，就意味着他们可能不仅损失了客流，还可能造成患者的不满意和投诉，这个损失是口腔门诊不愿意承担的。所以，未经专业训练的医生是口腔门诊最大的隐形成本。因此，我们就要给医生模拟练习的场景，把已经学到的知识进行场景化的应用练习，用自己人练习，熟练掌握之后再面对患者，这样就可以避免客流成本的浪费，并大大降低隐形成本。

还有一个非常重要的作用是情景模拟还可以做视频拆解，在实际诊疗过程中不能明晃晃地对着患者录像，而在情景模拟的过程中就可以录制视频了，这样我们就可以根据录制的视频进行视频拆解，可以反复拆分并细致地针对每一个环节的问题，对医生进行科学的辅导，进而提升医生的能力，帮医生养成好的接诊习惯。事实上，情景模拟核心价值就在于用接近真实接诊的过程，促使医生养成习惯。

一、口腔门诊现有的模拟训练问题

很多院长也意识到给医生讲课只是让他被动地接受，希望通过一些练习的方法改善医生的能力，所以应用了一些模拟的方法。但是，这些方法并没有作用，效果并不理想。更多的像是一种游戏，医生们模拟了一些接诊场景，不是笑场出戏就是牵强附会，医生不像医生，患者不像患者，没有实际意义，更别说通过模拟提升能力了。

为此，我们观摩了多家门诊的模拟练习过程并进行分析，发现情景模拟效果不好的原因有两个：

（一）模拟的客户不真实

模拟练习和接诊复盘之所以有实际的应用价值和作用，就是因为患者的行为是符合逻辑的，就好比一个上身穿西装的人不会穿拖鞋出门，也不会在西餐厅要一头大蒜蘸醋吃。所以，很多人在模拟前没有设计好"虚拟患者"，模拟过程中的"虚拟患者"行为不符合逻辑，也就是患者不像患者，行为怪诞，与实际情况相差甚远，怎么能通过模拟分析出来医生思维层面有什么问题呢？

有一个接近真实的"虚拟患者"进行模拟，在模拟之后要进行深入的沟通，找到问题并就改善策略和目标达成高度一致，然后让医生执行这个改善，模拟才有价值。其中的核心点是改善策略的制定。

（二）患者接待过程没有标准模板参考

科学的改善策略并不是凭感觉制定的，而是基于科学的标准。这个标准就是销冠思维标准——顾问式服务模式。医生在接待患者的过程中，做到什么程度才算是具备了销冠的能力，是在模拟之前要说得清、可以衡量的。

很多门诊还没有将销冠医生的思维标准化的情况下，就开始进行模拟练习，练习结束之后，因为没有标准，所以教练也好、医生也罢，谁也不知道哪个答案是对的，什么样的沟通过程才是有价值的。于是在模拟点评时，大家完全没有方向。结果医生晕头转向、不知所云，怎么可能指望医生通过这个模拟提高能力。

模拟是有针对性、有标准、有练习之后希望能达成的状态，如果连目标都没有，就相当于打靶，却不知道靶位在哪儿，打再多枪也是没有用的。所以，没有标准、没有目标和方向去做模拟练习就是在白白浪费时间。

同时，医生也对此排斥。我接触的很多口腔门诊的医生一说到情景模拟就开玩笑："老师，每次情景模拟我们就像蹩脚的演员，上去比划比划就完事了，没什么用不说，还耽误我们接待患者。"

既然这样的模拟没有价值，就需要做出调整，摒弃原有的方式，用更科学、更靠谱的方式来做情景模拟和接诊复盘。

前面已经给大家讲过顾问式服务模式了，也就是标准有了，也已经转化为易于操作的工具，那么只需要把模拟的流程做得科学，也就是有一个逻辑严谨的规范并按照规范来操作，能够让大家真正在这个过程中了解到面对一个真实的患者应该如何去应对和反应。我们把这个过程制作成一个接近于真实情况的视频，这对于医生的训练就产生了很高的实用价值，所有的行为都是符合逻辑的，患者更真实，这样就能够让医生从根本上认识到自己的问题点在哪里并做相应的改善，让模拟训练事半功倍。

二、模拟训练的科学方法

基于模拟训练要有明确的标准和科学的方法，提前按照这个方向制定模拟训练的流程，保证模拟训练的效果。

这里需要强调，给医生进行模拟训练的一定是专业的教练而不是口腔门诊的讲师，因为在模拟训练的过程中有很多关键的技能是普通讲师无法掌握的。很多时候，操作不当就会适得其反，而专业教练则可以保证模拟训练不出现偏差。图 8 - 3 就是模拟的流程。

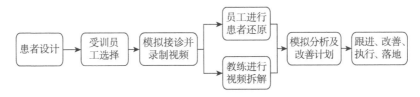

图 8 - 3　模拟的流程

第一步，患者设计。患者要有患者的样子，在销售过程中才能像真的接诊场景，内在逻辑严谨，模拟接诊的过程更真实，也就是剧本一定要源于生活、贴近生活。

第二步，受训员工选择。也就是被模拟对象的选择，有了剧本就要有演员。

第三步，模拟接诊并录制视频。就是模拟的过程，为了便于后面的视频拆解，所以在这里需要有医生同步录制全过程的模拟视频。

第四步和第五步是医生和教练同时进行的，教练在拆解视频的同时，被模拟的医生和其他在旁边观察的医生要同步对患者进行还原。

第六步，做模拟分析及改善计划。模拟练习后要有过程和结果的分析，而且要针对发现的问题制订相应的改善计划，这样才能保证模拟是有作用的。

第七步，跟进、改善、执行、落地。只有计划还不行，还要让医生去改善、执行和落地。在这个过程中，要跟进改善计划，促使计划落地，这样就是一个科学的模拟流程，既保证了模拟过程的真实严谨、符合逻辑，又能有标准、有要求地帮助医生发现问题并改进，最后实现改善的执行落地。

需要注意的是，一定要公开做视频拆解，在模拟接诊过程逻辑严谨的前提下，我们用照镜子的方式帮助医生进行总结、分析、优化、养成习惯。实际上，模拟的原理就是照镜子，我们用这个模拟流程把照镜子的过程做得科学严谨，这样就相当于用照镜子的方式把医生最真实的一面展现出来，让医生看到，其他人也能看到，问题都能展现出来，大家就能得到有效且迅速的改善。

模拟训练可以说是在口腔门诊精益运营管理系统中最关键的一个核心点，在我们合作的客户中，几乎全部客户的业绩改善都是从情景模拟这个环节开始实施后发生的。也就是说，前面的环节都是在打基础、做标准，而情景模拟是落地的核心环节。所以，情景模拟这个环节一旦落地，客户就可以很快看到业绩改善，可以说情景模拟是把业绩裂变科学的方法从理论走向实践的关键节点。

三、情景模拟的操作要点

第一步，患者设计。

患者由教练来设计，教练要基于患者的特质及相关细节来做细致的系统设计。一般涉及患者的性格，由模拟患者的人本色出演，患者的需求进行单独设计，因为让人去做性格的模拟非常难，容易造成模拟偏差。通常情景模拟都有一些局限，扮演者性格就是那样的，需要不停地换扮演者，不然每次模拟都一样，模拟到最后效果就不明显了。

设计一个就诊的患者，不仅包括患者的个人特质、身份、工作性质、服饰的设计，还包括他的预算是多少、职业、家庭住址、说话中透露的消费场所等，甚至还要设计出他周围的圈子是什么样的、他的病情和病症的表现、病因是什么及患者的家与门诊的距离是多少，因为这个距离决定医护人员要不要向他推荐办理会员卡。如果医护人员没有问患者家的距离远近这个问题，就没有办法判定是不是应该给这个患者推荐会员卡或者应该推荐什么样的会员卡。经过设计的患者本身是一个信息非常全面的活生生的人物，这样设计完成后有一个好处是在模拟这个患者的时候就是一个完整的系统的"虚拟患者"，他不会出现没有逻辑的行为，受训医护人员在模拟时就可以根据患者这种非常接近真实的行为反应做出应对策略，这也是设计患者资料的核心价值。

为了更科学地进行模拟演练，最好的方法就是在开始模拟前填写一张患者资料卡，下面给大家展示的是口腔门诊的一个初期模拟的患者资料卡，此卡只是参考并非最终应用的实际版本。如表8-3所示。

表8-3　口腔患者资料卡

	口腔患者资料卡						
基本信息	姓名		年龄		职业		
	性别		公司名称				
	年收入		家庭住址				
	爱好						
	牙病诊疗史						
	客户来源：路过□ 转介绍□ 团购□ 传单□ 附近居住□ 工作□ 其他：						
	过敏史						
	药物		食物		其他		
	系统性疾病史						
	心脏病		是□　否□	甲亢		是□　否□	
	心脏起搏器		是□　否□	肾脏疾病		是□　否□	
	高血压		是□　否□	肝炎		是□　否□	
	糖尿病		是□　否□	恶性肿瘤		是□　否□	
	获得性免疫缺陷		是□　否□	重大手术史		是□　否□	
	出血性疾病		是□　否□	骨质疏松症		是□　否□	
	癫痫病		是□　否□	其他：		是□　否□	
	女性患者	您是否怀孕？		是□	否□		

续表8－3

口腔患者资料卡				
需求信息	主诉问题			解决早期	
	口腔存在的其他问题				
	核心关注				
	主诉预算				
	主诉问题		其他		
	顾客性格	控制□完美□平和□活泼□	陪同性格	控制□完美□平和□活泼□	
	角色关系				
	角色划分				
	顾客	决策者□ 使用者□	陪同人员	决策者□ 使用者□	

有了详尽的患者资料，那么就由专门人员来扮演患者，而扮演者的所有行为都是基于这张患者资料卡上的信息。

第二步，受训员工选择。

接下来就是选定一个受训员工，也就是在情景模拟中扮演医生的被模拟医生。我们都清楚被模拟的医生是整个过程中收获最大的，被模拟的人特别容易有感受，是能够真正进行自我反思的，照镜子的那个人就是他。

在这种情况下，在选择的时候就要根据现场医生的成长阶段和进度来选定受训人。我们在选人的时候首先要考虑这个人在这个阶段是不是该接受模拟训练了，往往在初期模拟阶段遵循的原则就是先找出模拟练习次数少的，再从中选出心态好的，最后挑出中等水平的。

因为训练次数很少或者完全没有接触过，他就不会有本质的能力，所以要让他尽快接受训练来提升能力。

如果在这种情况下有这种需求的医生很多，那么就在他们中间选出心态比较好的医生。这样的医生有一个优势，就是不会在模拟的时候因为抹不开面子而缩手缩脚，更不会因为顾及自己的情绪而忽略了找出问题改善的目的。即便是挑他的毛病，他也愿意接受，他当场的表现及后续的变化也会给其他医生做个好榜样，大家就都放得开了。在这个过程中，我们也会运用一些在视频拆解和辅导时的技巧，去保护医生的自尊心。

在此基础上尽量找一个中等水平的医生。这个人既有一些好的地方，也有一些坏的地方，这样在拆解视频分析的时候更正向一些，不会出现极好或者极坏的极端情况。既要总结出做得好的地方，给予大家信心和作为相关参考数据，也要总结出做得不好的地方。

第三步，模拟接诊并录制视频。

这一步就是开始模拟操作，在模拟操作过程中，扮演者要尽可能还原患者资料卡中的患者状态，模拟的地点一定要在接诊现场进行，也就是实景演练，在这种情况下做模拟才是有价值的。

在模拟的同时一定要全程录像，录像的基本要点是要尽可能在不太嘈杂的环境下录制，保证声音清晰，摄像师也要把模拟中的每一个人说话时的表情尽可能捕捉到，这样录制的视频几乎还原真实模拟过程，语气和表情都非常清楚，从而方便判断患者真实的心理和反馈，否则是无法进行判断的。

第四步，员工进行还原。

模拟过程结束后，第四步和第五步是并行的，在教练进行视频拆解的同时，被模拟的学员和其他在旁边观察的学员一起来做患者的还原，让他们基于被模拟人员的整个接诊过程总结出全部的患者信息，并填写患者资料卡。也就是视频录制完成后，医生们看视频并进行分析，分析的过程其实就是思考的过程，将所学的知识和实际操作进行内化，通过分析来判断到每个节点的时候应该做什么应对，这时候他们就已经在成长了。所以，通过医生看视频进行接诊过程还原的时候，就能够使医生在不自觉中得到成长。

分析完成后医生再填写患者资料卡，这样就可以保证模拟的客观性，因为这样就可以把医生填写的患者资料卡和教练填写的客户资料卡进行对比。做完对比之后，再细致地分析是由于受训人员没有去做这样的了解，造成患者信息不全面，还是由于操作过程存在偏差，导致患者反馈的信息不准确。这样就可以客观分析出问题的原因，这个模拟才有实际的分析价值。

第五步，教练进行视频拆解。

教练进行视频拆解，拆解的过程就是把视频中的患者展示出来的信息，以及我们收集到信息经过分析后，再去和患者沟通，患者又给我们反馈信息，这种反复沟通的小循环进行拆解。如图 8 - 4 所示。

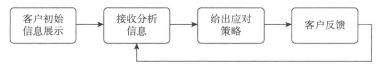

图 8 - 4　视频拆解过程

每一个这样的循环都要拆出一个个单独的视频，一般而言，一个完整的接诊视频可以拆分出 20 ~ 30 段小视频。如果拆分得过少，说明大家对于顾问式的服务模式的理解还不够透彻！

教练拆解视频的同时，要对每一段视频进行精细的分析：找到医生做得好的地方，设计出一个合理的问话方式，让医生认可这种方式，并且能够把它发扬光大；找到医生做得不好的地方，这个做得不好的地方需要重点分析，寻求改善方案。

实践中，很多内训教练习惯拿着视频直接和医生进行沟通，这是一个高风险的操作。如果内训师没有提前做好准备，现场很容易漏掉一些问题，医生的学习成长就会受限；如果医生提到了一些不可控的问题，教练可能现场很难有效应对，损害教练的权威，以后的训练和改善就很难进行了。

视频拆解完成以后，教练还要设计出一套科学的对话工具，保证医生能够心态平和地接受自身的问题。

情景模拟对于医生来讲压力很大。每一次的模拟医生都会发现自身的水平有待提高，经过反思之后又发现自己还存在大量的问题。当一个人的问题都摆在桌面上的时候，他就会觉得很痛苦，无地自容，接着开始逃避，这时候就可能对我们造成压力。医生此时此刻并不是想着有问题需要去改正，而是为了挽回面子在不断地找理由推脱责任，进行自我保护。这就需要我们通过一个有效的教练的对话方式，将医生出现的问题以提问的方式，引导医生自己找到答案，并且自己提出建设性的改善策略和方法，这也是教练的核心价值。

实际上，情景模拟的成败在于这个视频拆解的教练过程，这是情景模拟的核心要点。

第六步，模拟分析及改善计划。

教练不仅要知道答案，还要与医生进行沟通，知道如何引导医生按照计划找到答案，这就是视频拆解后对模拟分析的过程。其实视频拆解和分析就是一个执行过程，那么执行得是否科学、是否到位，取决于我们前面准备得是否充分。

医生找到答案，分析出问题的原因，然后提出相应的解决方法或应对策略，那么教练就要帮医生一起制订改善计划。这个改善计划就是要明确教练在什么时间给予支持，教练支持他解决哪些问题，然后在什么时间对医生进行进一步的考核和模拟，以确认医生已经做到了这个问题的改善。所以，我们的改善并不是医生口头应允就作数的，也不是在最后的时候才要结果，而是在医生整个提报改善策略的时候就要制订出每一步的改善计划，便于教练进行过程跟踪。

第七步，跟进、改善、执行、落地。

接下来就是教练根据改善计划的每一个时间节点进行追踪，保证医生能够按时完成计划。我们跟进改善计划的目的就是要控制时间节点，给医生时间准备并改善，这个过程由医生自己负责，我们不去督促，只需要抓住关键节点，到了时间节点就去验收医生要完成的计划事项，讲解并帮医生分析和继续提高。这样医生才会有本质的改变，而情景模拟也就达到了让医生能力提升、业绩增长的目的。

接诊复盘主要应用在医生真正面对患者的阶段，从方法上讲，就是把情景模拟视频录制的过程变成一个接待患者的接诊过程。我们建议口腔门诊在接待大厅和诊室能够设置全程的高清监控，利用这些高清监控所拍摄的实际接诊过程的视频来做拆解并分析。通过实际接诊过程的视频拆解分析能更真实地展现医生的接诊能力，而且医生从心理上也更加服气，因为这就是他的诊室的状态，让医生发生更大的改变。

综上所述，通过不断地在口腔门诊、医院的实践中印证，按照内生销冠牙医孵化体系的模式去操作，情景模拟和接诊复盘是最实效的医生实操能力提升方法。